FASZIALE SCHWUNG-BEWEGUNGEN

Stefan Wegener

FASZIALE SCHWUNG-BEWEGUNGEN

Das neue Bewegungskonzept für gesunde Faszien

COPRESS

Bewegung ist notwendig
für gesunde Faszien
und Faszien sind notwendig
für gesunde Bewegungen.

Umschlaggestaltung: Copress Verlag

DTP-Produktion und Layout:
Verlagsservice Peter Schneider / Satzwerk Huber, Germering

Wir produzieren unsere Bücher mit großer Sorgfalt und Genauigkeit. Trotzdem lässt es sich nicht ausschließen, dass uns in Ausnahmefällen Fehler passieren. Auf unserer Webseite finden Sie auf der Produkt-Detailseite etwaige Korrekturen (Errata) zu diesem Titel. Möglicherweise sind die Korrekturen in Ihrer Ausgabe bereits ausgeführt, da wir vor jeder neuen Auflage bekannte Fehler korrigieren. Sollten Sie in diesem Buch einen Fehler finden, so bitten wir um einen Hinweis an verlag@stiebner.com. Für solche Hinweise sind wir sehr dankbar, denn sie helfen uns, unsere Bücher zu verbessern.

Die Deutsche Nationalbibliothek verzeichnet diese Publikation in der Deutschen Nationalbibliografie; detaillierte bibliografische Daten sind im Internet über http://dnb.dnb.de abrufbar.

2., durchgesehene Auflage

Gesamtherstellung: Stiebner, Grünwald
Printed in the EU
ISBN 978-3-7679-1240-3

www.copress.de

Dieses Buch liegt auch als ebook vor, mit
ISBN 978-3-7679-2071-2.

Inhalt

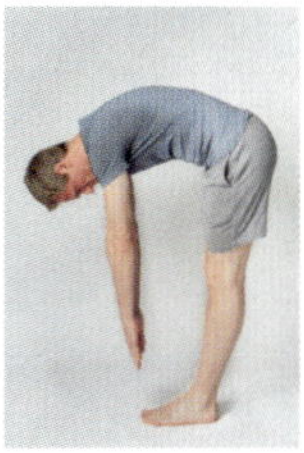
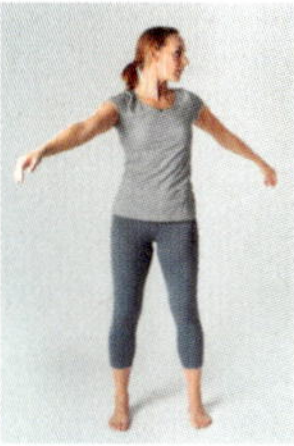
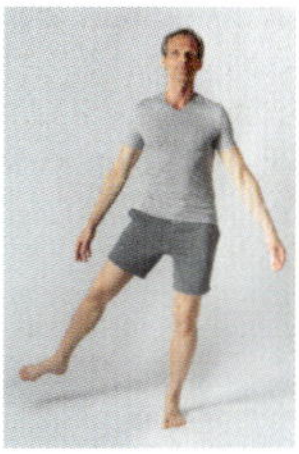

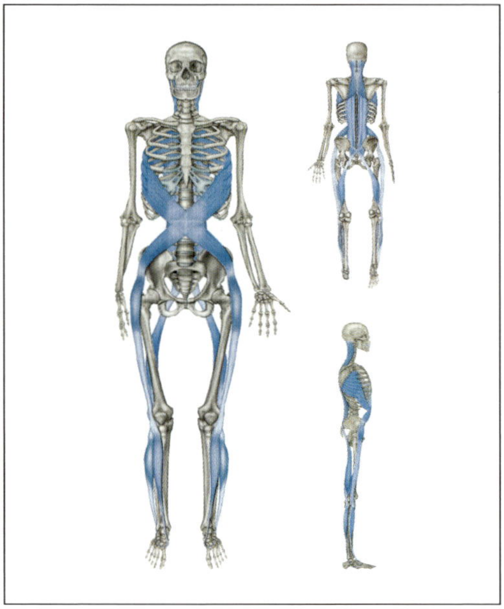

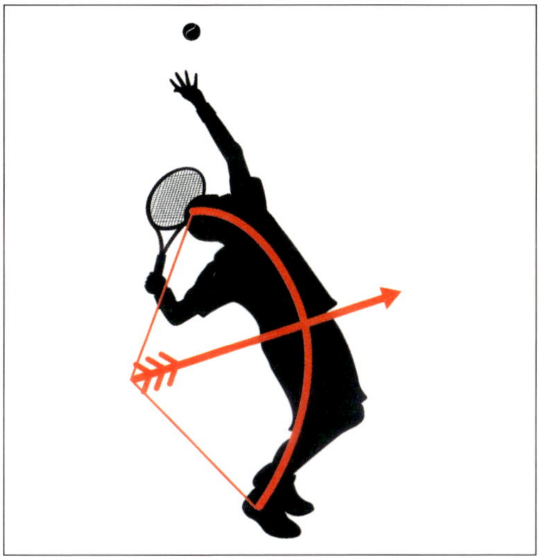

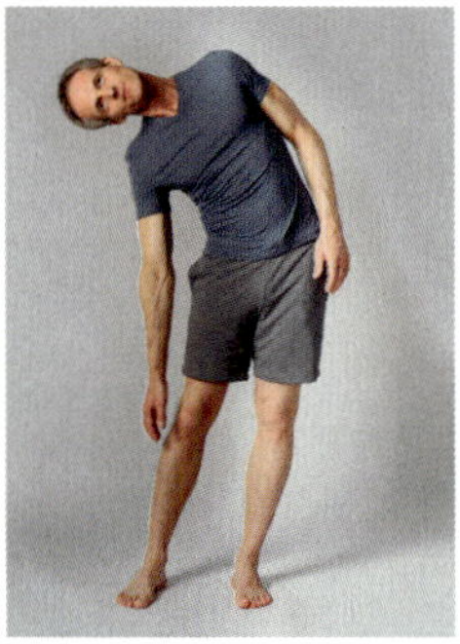

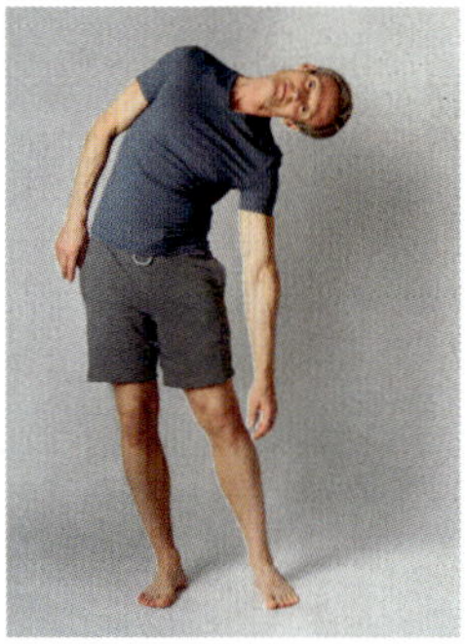

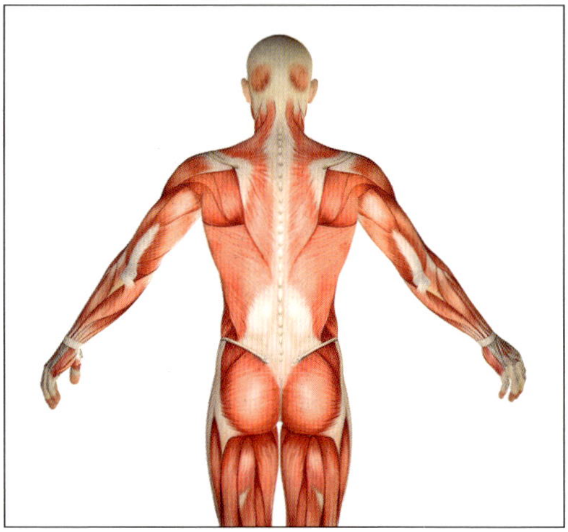

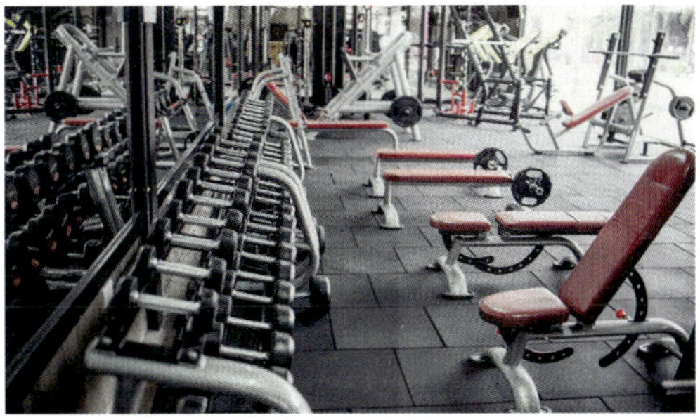

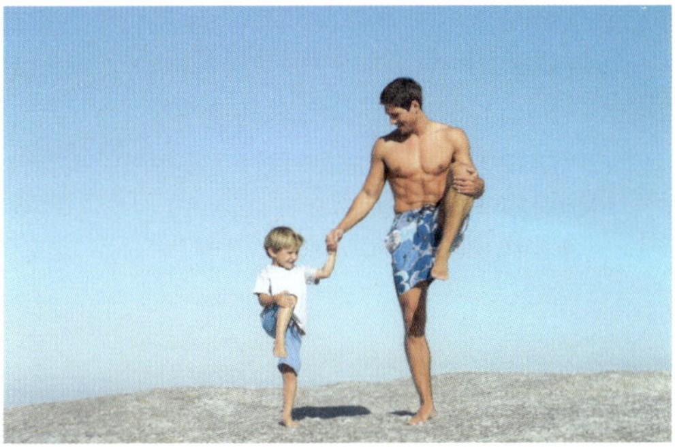

Vorwort

Schwunghafte Bewegungen sind ein von Faszienforschern anerkanntes, optimales Training für die Faszien. »Fasziale Schwungbewegungen« ist das erste Übungskonzept, mit dem das gesamte Fasziensystem ausschließlich durch gezielte Schwungbewegungen trainiert wird. Doch wozu brauchen Sie überhaupt Faszientraining?

Jede wissenschaftliche Tatsache beginnt mit einer Theorie. Diese Theorie entsteht meist aus einer Erfahrung. Denn die Empirie ist mit der Wissenschaft eng verbunden. Immer sind es Pioniere auf ihrem Gebiet, die mit Hingabe ihr Leben dem Beweis ihrer Theorien widmen. Und immer stoßen sie auf Widerstände in der Wissenschaft. Denn in der Akzeptanz von Neuem ist die Wissenschaft stets widerspenstig. Genau an diesem Punkt steht die Faszienforschung derzeit. Denn tatsächlich steckt sie noch in den Kinderschuhen. Doch fest steht: Faszien sind kein funktionsloses Füllmaterial. Sie erfüllen wichtige Aufgaben.

Für viele Therapeuten, und auch zunehmend für Ärzte, scheinen Faszien eine mögliche Ursache für diverse Beschwerden zu sein. Für mich ist das eine Tatsache. Als Faszientherapeut habe ich viele verschiedene, teilweise schon lang bestehende Symptome erfolgreich behandelt. Tatsächlich ist Schmerz das häufigste Symptom. Aber auch lästigen Juckreiz, geschwollene Beine ohne eindeutige Ursache oder auch Kiefersteifigkeit und Kaubeschwerden konnte ich therapieren. Doch für langfristige Erfolge ist es unerlässlich, dass aktiv zur Faszien-Gesundheit beigetragen wird. Noch vor zwei Jahren waren Faszien den meisten Menschen unbekannt. Heute sind Faszien zumindest ein – wenn auch noch abstrakter – Begriff. Inzwischen wird Faszientraining immer populärer. Allgemein ist in der Eigenverantwortlichkeit für die Gesundheit eine positive Tendenz zu erkennen. Wir beginnen zu verstehen, dass unser Wohlbefinden ein wertvolles Gut ist, für das wir Sorge tragen müssen. Und immer mehr Menschen nehmen tatsächlich ihre Gesundheit selbst in die Hand. Denn Bewegungsmangel raubt uns Lebensqualität. Schmerzende Gelenke, Rückenbeschwerden aber auch Herz-Kreislauf-Erkrankungen lassen sich durch ausreichend Bewegung sehr effektiv vermeiden. Selbst das Unfallrisiko steigt erheblich durch Bewegungsmangel. Denn wer seinen Körper nicht kennt und nutzt, wird ungeschickt, fällt leichter hin, und auch die allgemeine Reaktionsgeschwindigkeit lässt nach.

Das Konzept dieses Buches ist so aufgebaut, dass Sie permanent an Ihren faszialen Schwachpunkten arbeiten. Durch die 10 Schlüsseltests und die 5 Übungsphasen können Sie sogar Ihre Fortschritte messbar verfolgen. Und Sie werden staunen, wie schnell Sie erste Fortschritte bemerken. Körperliche Beschwerden, auch alte Leiden können sich spontan verbessern oder auch verschwinden. Ihre Beweglichkeit, Ihre Koordination, Ihr Gleichgewicht, Ihre Wahrnehmung für Bewegung und Ihr gesamtes Körpergefühl wird von den faszialen Schwungbewegungen profitieren. Ich denke, dass wir den größten Teil unserer Gesundheit selbst bestimmen. Auch im Alter. Wir entscheiden, was wir essen und trinken, wieviel wir schlafen, wie wir unsere Freizeit verbringen und wie neugierig wir auf Neues sind. Und natürlich wieviel wir uns bewegen.

Faszientraining ist nur ein Teil vom Ganzen. Es bedarf noch einiger Forschung, um zu erkennen, wie wichtig unsere Faszien tatsächlich sind. Doch wie viele Aufgaben kann ein Gewebe haben, dass sich in alle Bereiche des Körpers erstreckt und mit nahezu allem verbunden ist? Erscheint es nicht sogar logisch, dass Faszien in unserem Körper von zentraler Wichtigkeit sind? Ich persönlich bin davon überzeugt, dass in zehn Jahren medizinische Fachbegriffe wie Fasziose oder Fasziopathie (Faszienerkrankung) normal sind. Fasziale Störungen sind eine neue Ursache für verschiedenste Beschwerden. Mit faszialen Schwungbewegungen übernehmen Sie aktiv Verantwortung für Ihre Faszien-Gesundheit. Schenken Sie Ihrem Körper die Aufmerksamkeit, die er verdient.

Mens sana in corpore sano –
ein gesunder Geist in einem gesunden Körper.

Einleitung: Warum ich dieses Buch schrieb

Seit etwa 20 Jahren bin ich Physiotherapeut und Personal-Trainer. Stets war mein Beruf auch mein Hobby. So kam ich erstmals 2014 mit meinem heutigen Spezialgebiet, den Faszien, in Kontakt. Schnell erkannte ich das Potenzial, doch anfänglich nur als Manualtherapeut. Ich musste umdenken, denn durch die Tatsache, dass Faszien überall im Körper sind, konnte ich Beschwerden meiner Patienten mit komplett neuen Behandlungsstrategien angehen. Zunächst behandelte ich Faszien mit eigenen Techniken. Durch zahlreiche, hoch informative Fortbildungen, erweiterte ich mein Wissen über manuelle Faszienbehandlungen.

Gezielte Übungen für unsere Faszien-Gesundheit

Doch in meinen Funktionen als Physiotherapeut und Personal-Trainer suchte ich stets nach konkreten Übungen, die ich nach einer manuellen Faszientherapie empfehlen konnte. Zu diesem Zeitpunkt wurden Faszienrollen immer populärer und auch über Faszientraining gab es zunehmend Literatur, die ich interessiert studierte. Ich ließ mich inspirieren und machte mir viele Gedanken zur Faszientherapie im Zusammenhang mit Faszientraining und faszialen Be-

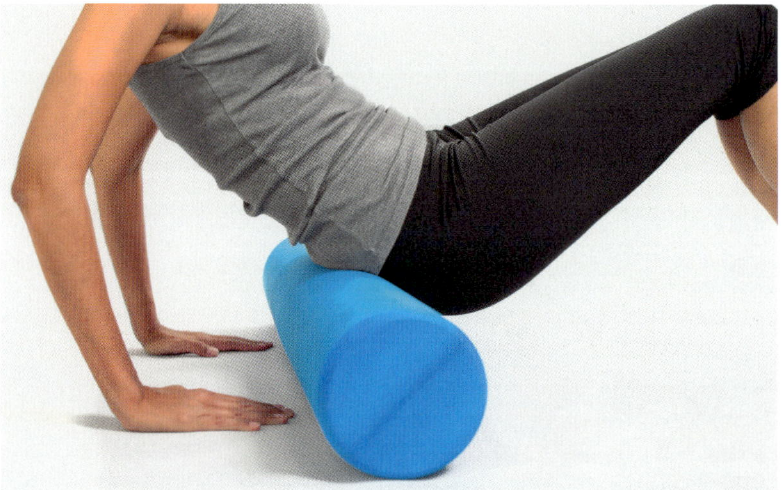

Faszienrollen haben einen positiven Einfluss auf das Bindegewebe. Doch Vorsicht: Bei zu starker Anwendung oder bei Rollbewegungen weg vom Körperzentrum kann es insbesondere in den Beinen und Armen zu bleibenden Schäden der oberflächlichen Venen kommen.

wegungskonzepten. Ich fragte mich, welche Art von Bewegung wohl am ehesten fasziale Verklebungen löst. Zudem sollten die Faszienübungen unabhängig von Geräten und für jeden anwendbar sein, jedoch auch anspruchsvoll genug für Sportler – ein Spagat in der Zielsetzung. Aus monatelanger Erfahrung mit meinen Kunden und Patienten, sowie durch ständiges »Selberausprobieren«, wurden »schwunghafte Bewegungen« meine Favoriten. Zu dieser Form von Faszientraining gab es konkret nichts auf dem deutschen Büchermarkt, auch nichts über Schwungbewegungen im Zusammenhang mit Physiotherapie.

Lediglich 10 fasziale Schwungbewegungen
Zunehmend konkretisierte ich meine Gedanken und entwickelte die »faszialen Schwungbewegungen«. Lediglich 10 Übungen waren meine gedankliche Quintessenz. Aus meiner Sicht ein klarer Vorteil. Denn als Personal-Trainer machte ich wiederholt die Erfahrung, dass zu viele Übungen meine Kunden nur verwirrten, Fehler leichter entstanden und sich die positiv motivierte Haltung sogar in eine Unlust umkehrte. 10 fasziale Schwungbewegungen waren übersichtlich und für jeden gut erlernbar. Sie wirkten bei faszialen Störungen sowohl vorbeugend als auch heilend. Und, je nach Problematik, gab ich meinen Patienten nach einer Faszientherapie eine oder mehrere Schwungbewegungen als Hausaufgabe mit. Durch stärkere Schwungimpulse in der Ausführung waren sie sogar für Leistungssportler geeignet und wurden außerdem fester Bestandteil in meinem Personal-Training. Zwar stellte ich fest, dass »richtig schwingen« gar nicht so einfach war, wie ich anfänglich dachte. Den Unterschied zwischen einer geführten Bewegung und einer Schwungbewegung mussten meine Kunden und Patienten häufig erst lernen. Doch wer das Prinzip verstanden hatte, war interessiert.

Der Erfolg sprach für sich
Ich erhielt viel positives Feedback. Gelegentlich wurde ich gefragt, wo ich diese Übungen gelernt hatte. Auch ich selber spürte in der täglichen Anwendung an mir selber, wie gut mir meine Schwungbewegungen taten. Zu jeder Schwungbewegung entwickelte ich einen Test, der auch selbstständig durchführbar war und durch den eine Erfolgskontrolle möglich wurde. Aus zahlreichen Gesprächen mit meiner Familie, guten Freunden aber auch Kollegen, wuchs der Gedanke, meine Schwungbewegungen zu konzeptionieren und in einem Buch zusammenzufassen. Schlussendlich entstanden noch die 5 Übungsphasen und ich gab den 10 Schwüngen einen Namen: Fasziale Schwungbewegungen.
Das Ergebnis halten Sie nun in der Hand.

Viel Spaß damit und vor allem viel Erfolg!

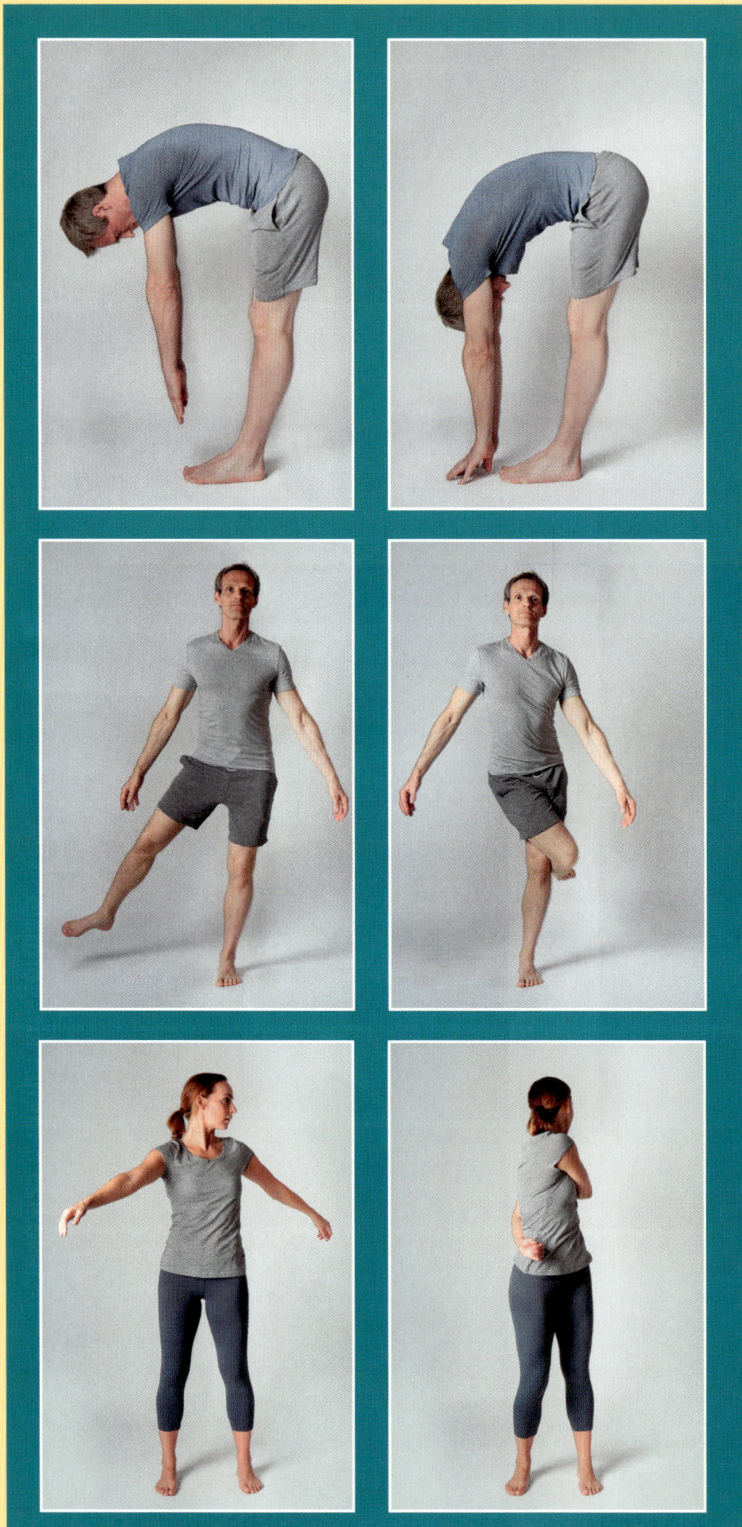

I.
Was sind fasziale Schwungbewegungen?

Für den PROFI Arbeiten Sie im gesundheitsorientierten Krafttraining stets mit dem vollen Bewegungsumfang. Jedes Gelenk sollte auch bei Bewegungen gegen Widerstand in seinem Maximum bewegt werden. Nur bei sehr erfahrenen Sportlern oder im Leistungssport (Kraftdreikampf, Gewichtheben) ist es sinnvoll, mit verschiedenen Winkelstellungen im Gelenk zu trainieren, um Schwachpunkte auszugleichen oder neue Reize für die Muskulatur zu setzen.

Reine Schwungbewegungen sind keine geführten Bewegungen. Schwungbewegungen können mit nur sehr wenig Muskelkraft ausgeführt werden. Vergleichbar mit einer Schaukel, die nur einen geringen Impuls benötigt, um in Bewegung zu bleiben. In der Geschichte des Sports gehörten schwunghafte Bewegungen stets zur gymnastischen Körperertüchtigung. Jeder kennt Schwungbewegungen aus der rhythmischen Sportgymnastik mit Keulen.

In vielen Sportarten werden Schwungbewegungen mit Muskelkraft kombiniert. Nur so ist es z. B. Speerwerfern, Tennisspielern oder auch Kampfsportlern möglich, die nötige Explosivität und Schnelligkeit zu entwickeln.

Zunehmend finden Kugelhanteln bzw. Kettlebells Einzug in moderne Fitnessstudios. Bereits Ende des 19. Jahrhunderts waren sie Demonstrations- und Trainingsgeräte von Kraftmenschen. Viele klassische Übungen mit Kugelhanteln sind mit Schwungbewegungen verbunden.

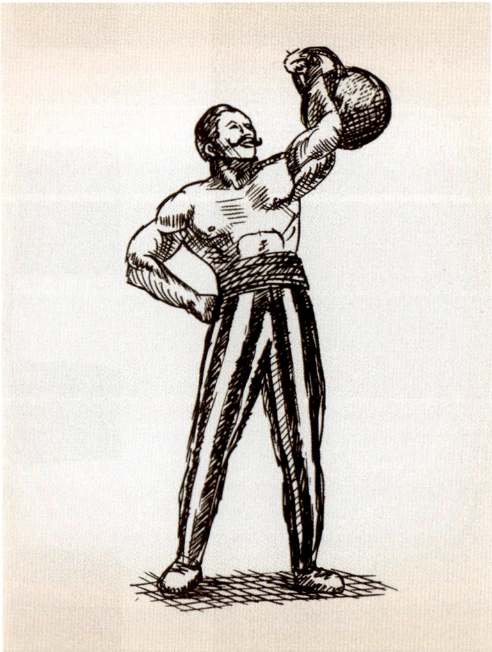

Typisches Bild eines Kraftathleten mit Kugelhantel aus dem späten 19. Jahrhundert.

Auch Sie nutzen täglich Schwungbewegungen

Auch im Alltag finden ständig Schwungbewegungen statt. Um schwere Gegenstände zu bewegen, nutzen Sie zur Erleichterung Schwungimpulse. Um beispielsweise die schwere Einkaufstasche auf den Küchentisch zu stellen, holen Sie Schwung. Sie stellen die Tasche nicht langsam und bedächtig auf den Tisch.

Lange hielt man Schwungbewegungen im Fitness- und Gesundheitssport, in der Rehabilitation aber auch im Alltag für schädlich. Im Breitensport wurden die klassischen Turn- und Gymnastikübungen durch kontrolliert ausgeführte Übungen an Fitnessmaschinen ersetzt. Die Bewegungsabläufe waren exakt planbar. Augenscheinlich war diese Art von Training deutlich gesünder. Studien mit biomechanischen Berechnungen zu Gelenkbelastungen bestätigten dies wiederholt. Wir sind jedoch keine Maschinen. Lebendige Strukturen reagieren auf Belastung mit Anpassung. Und das ist ja sogar erwünscht.

Krafttraining ist nur ein Teil vom Ganzen

Um reine Muskelkraft aufzubauen oder zu erhalten, ist das Training mit Gewichten absolut sinnvoll, sogar notwendig. Um fit zu bleiben, ist dies jedoch nur ein Puzzlestück. Koordination und Gleichgewicht sowie unsere Beweglichkeit kommen zu kurz. Tatsächlich können Faszien durch reines Krafttraining verfilzen oder verkleben. Sie werden fest und unflexibel. Beschwerden können entstehen. Erkenntnisse über die besonderen Aufgaben unserer Faszien im Bewegungsapparat zeigen den positiven Effekt von schwunghaften Bewegungen.

Das Besondere an faszialen Schwungbewegungen

Fasziale Schwungbewegungen wurden für Ihre Faszien-Gesundheit entwickelt!

Jede der 10 faszialen Schwungbewegungen hat eine bestimmte Bewegungsrichtung. Diese Bewegungsrichtung orientiert sich an der Körpermechanik und anerkannten Modellen der modernen Faszienwissenschaft.

Schwingen Sie ohne Muskelkraft

Fasziale Schwungbewegungen sind keine muskulär geführten Bewegungen. Durch den Schwungimpuls wird stets das individuelle Bewegungsende erreicht. Am Bewegungsende kommt es dann zum faszialen Gummibandeffekt. Und dieser ist entscheidend wichtig. Denn Faszien müssen in dieser Gummibandfunktion gefördert werden. Das ist der Reiz, der Faszien gesund erhält oder sie gesunden lässt. Verklebte oder verfilzte Faszien können zu starken Beschwerden führen. Durch die faszialen Schwungbewegungen werden optimale Reize gesetzt, um Ihre Faszien-Gesundheit zu erhalten oder wieder zu erlangen. Sie sind für jedes Alter geeignet, nicht zu anstrengend und gut zu erlernen. Und es ist erwiesen, dass Faszien auch im hohen Alter noch regenerieren. Auch für Hobby- und für Leistungssportler sind fasziale Schwungbewegungen eine wichtige Ergänzung, um Verletzungen und Beschwerden vorzubeugen.

Werden Sie faszienfit!!!

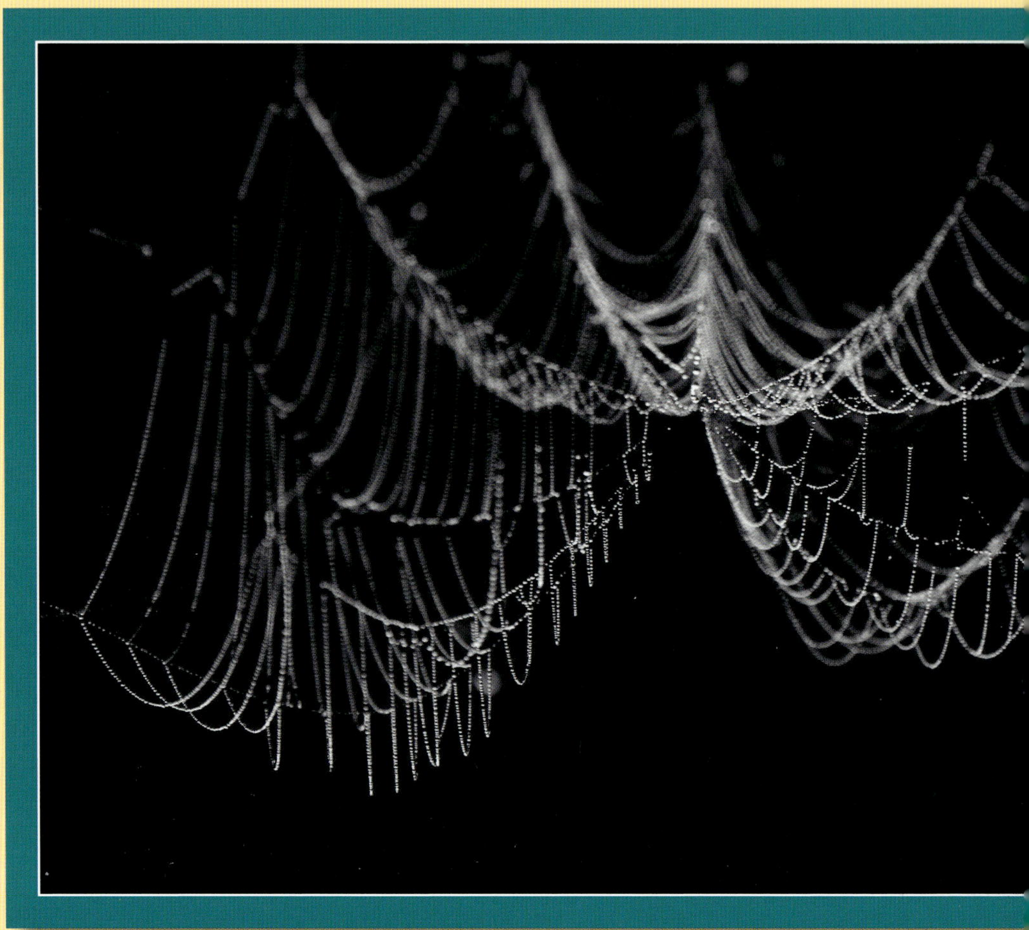

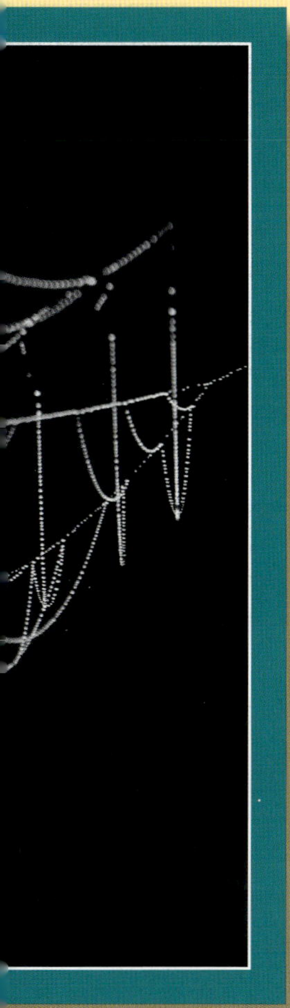

II.
Faszien

1. Aufbau und Funktion

Wenn von Bindegewebe die Rede ist, sind Faszien gemeint. Wenn auch etwas vereinfacht dargestellt, ist diese Aussage tatsächlich korrekt. Insbesondere aus faszientherapeutischer Sicht, doch auch anatomisch nachvollziehbar umfasst der Begriff Faszien alle ausfüllenden und umhüllenden Bindegewebsstrukturen, zudem sogar alle Sehnen und Bänder. Zum Beispiel ist das »Weiße« auf einem Steak Fasziengewebe *(siehe Abbildung)*. Lange dachte man, dass Faszien funktionslos sind, eine Art Füllmaterial. Doch schon Andrew Taylor Still, der Begründer der Osteopathie, bezeichnete Faszien bereits Anfang des 20. Jahrhunderts, ohne jeglichen wissenschaftlichen Beweis, als Sinnesorgan. Wie recht er damit hatte, zeigte sich im Detail erst gut 100 Jahre später. Bereits Ende der neunziger Jahre gab es Studien über das Vorhandensein von Nerven in den Faszien. Diese fanden jedoch wenig Beachtung.

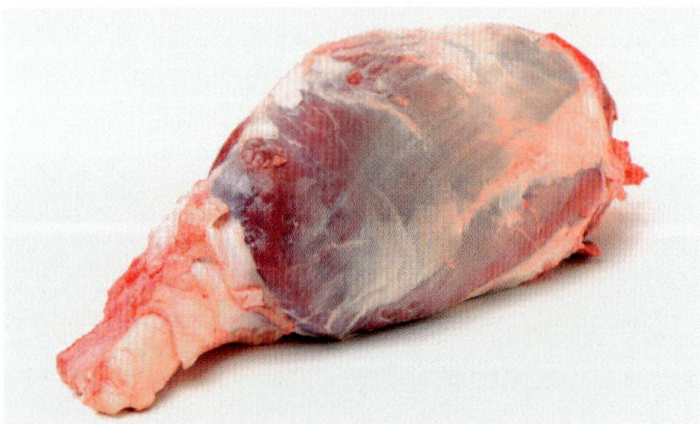

Bei der weißlich-transparent wirkenden äußeren Schicht dieses Fleischstückes handelt es sich um Fasziengewebe.

Faszien werden wissenschaftlich interessant

Auf dem ersten internationalen Faszienkongress 2007 in Boston stellten dann drei voneinander unabhängige Gruppen ihre Arbeiten über Faszien als Sinnesorgan vor. Die Welt der Wissenschaft begann sich für Faszien zu interessieren und schon bald war klar, dass Faszien alles andere als funktionslos sind. Ihre Basis bilden zwei sogenannte Strukturproteine, also zwei Eiweiße, Kollagen und Elastin. Diese Strukturproteine bilden ein dreidimensionales Netzwerk *(siehe Abbildung)* aus festen (Kollagen) und elastischen (Elastin) Gewebefasern, die von Bindegewebszellen, den Fibroblasten, produziert werden. Fibroblasten sitzen verteilt im gesamten faszialen Netzwerk. Das gesamte, dreidimensionale Fasziennetz ist mit Flüssigkeit gefüllt und umgeben. Diese Flüssigkeit wird Grundsubstanz genannt. Auch die Grundsubstanz besteht

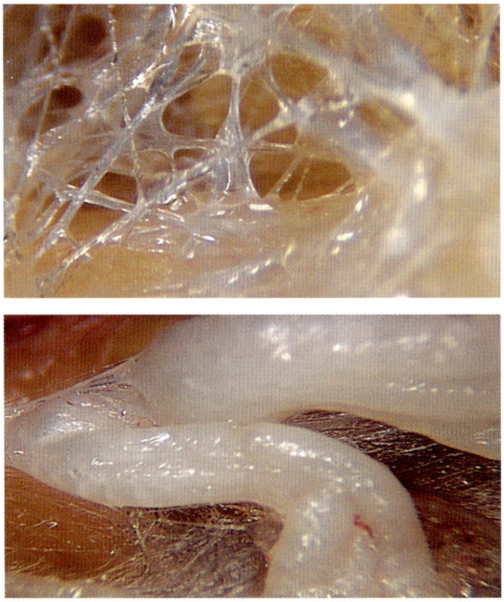

Die Aufnahmen zeigen in beeindruckender Weise das Innenleben von Faszien. Das obere Bild zeigt reines Fasziengewebe in 65-facher Vergrößerung, das untere in 10-facher Vergrößerung einen Nerv, eingebettet in Fasziengewebe, zudem ist jeder Nerv zusätzlich von einer hauchdünnen Faszienschicht umhüllt.

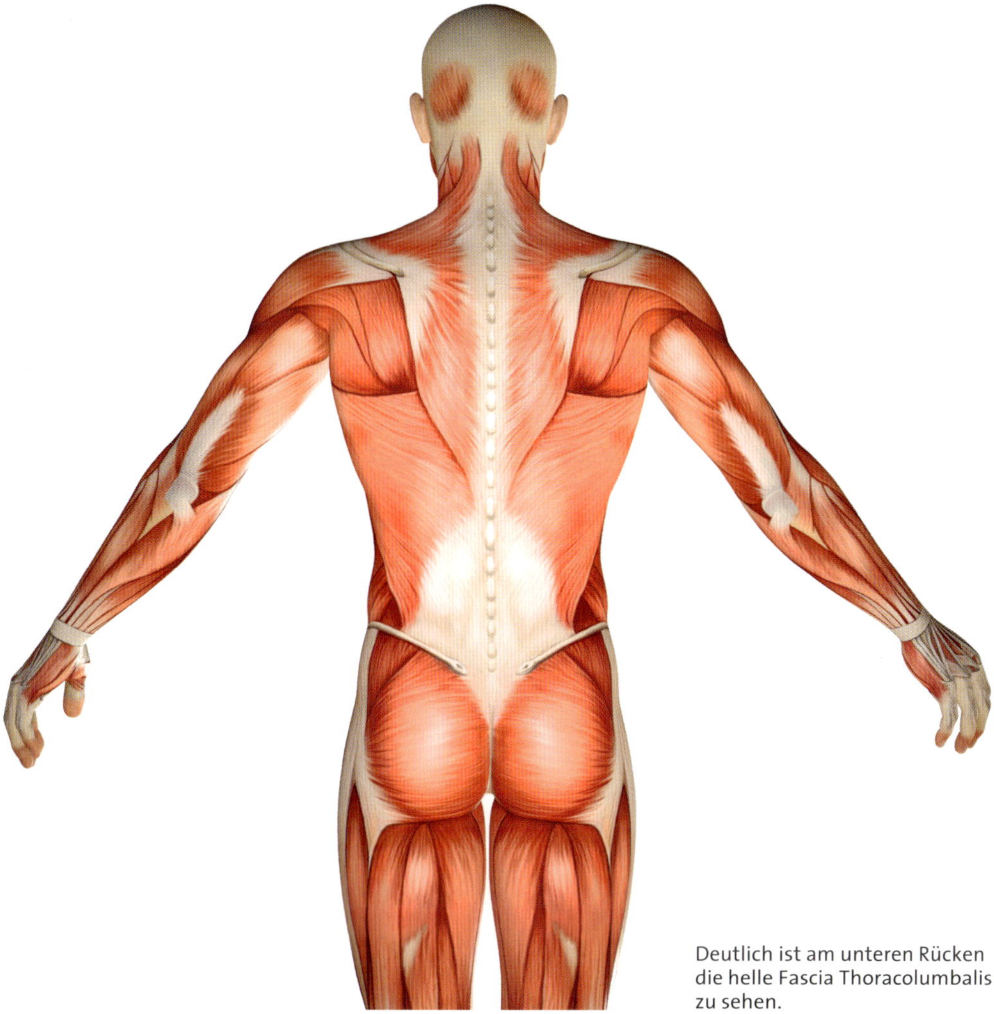

Deutlich ist am unteren Rücken die helle Fascia Thoracolumbalis zu sehen.

aus Eiweiß und zudem aus Zuckermolekülen und Wasser. Wie hoch der Anteil an Grundsubstanz, sowie an festen und elastischen Fasern in den Faszien ist, hängt von der funktionellen Aufgabe ab. Manche Faszien brauchen mehr Stabilität, andere Faszien mehr Elastizität. Faszien umhüllen jedes Organ, jeden Muskel, jeden Nerv *(siehe Abbildung)* und sogar jeden Knochen. Auch Sehnen, Bänder und Gelenkkapseln werden zum Fasziengewebe gezählt. Während beispielsweise die kräftige Faszie am unteren Rücken *(siehe Abbildung oben)* millimeterstark ist und nur wenig Elastizität zulassen muss, wird auch die Blase von einer Faszie umhüllt. Diese ist jedoch sehr dünn, aber hochelastisch. Sie hilft durch ihre elastischen Rückstellkräfte sogar bei der Blasenentleerung.

Durch Faszien ist alles verbunden

Faszien gehen mit dem jeweils benachbarten Gewebe eine Verbindung ein. Es gibt keine klare Trennung. Bisher stellte man sich die Sehnenscheiden der Hand bzw. des Unterarms wie ein Kabel mit seiner Gummiisolierung vor. Man kann die Isolierung leicht vom Kabel lösen oder auch das Kabel aus der Isolierung herausziehen. Zwischen Kabel und Isolierung besteht keine Verbin-

Für den PROFI Auch bei chronischen Sehnenscheidenentzündungen lohnt sich immer eine Faszientherapie. Faszien bilden ein Netzwerk und es gibt keine Unterbrechungen. So können faszienlösende, manuelle Techniken (z. B. myofascial release) am Unterarm z. T. lang bestehende Beschwerden erfolgreich therapieren.

dung. Doch im Unterarm ist es so nicht. In einem lebenden Organismus scheint alles stets miteinander verbunden zu sein. Der französische Chirurg Dr. Jean Claude Guimberteau lieferte gerade erst vor einigen Jahren mittels hochmoderner, endoskopischer Kameratechnik Bilder, die die Vorstellung von ganzheitlicher menschlicher Anatomie verstärkten. So befindet sich zwischen Sehne und Sehnenscheide nicht nur Flüssigkeit, die ein Gleiten ermöglicht. Nein, tatsächlich befindet sich dort Fasziengewebe. Und dieses Fasziengewebe ist sowohl mit der Sehne als auch mit der Sehnenscheide verbunden. Genau das ist so wichtig: Es besteht eine Verbindung! Nur durch permanente Anpassung und Verformung des flüssigkeitsgefüllten, faszialen Netzwerks ist trotz dieser Verbindung ein sauberes, aber auch stabiles Gleiten der Sehne in der Sehnenscheide möglich.

Der Mensch ist keine Maschine

In der Anatomie müssen wir uns vom rein mechanischen Denken trennen, denn wir bestehen aus untereinander kommunizierenden, lebenden Strukturen. Faszien gewährleisten ein reibungsloses Gleiten benachbarter Gewebe. Über die Faszien sind wiederum diese Gewebe auch miteinander verbunden. So ist die ursprüngliche Bezeichnung der alten Anatomen für unsere Faszien recht treffend gewählt: Bindegewebe. Doch de facto reicht das Aufgabenfeld der Faszien weit über die ursprüngliche Vorstellung von Bindegewebe hinaus.

Unser Körper lässt sich nicht wie eine Lasagne in einzelne Schichten aufteilen oder berechnen wie die Hebelverhältnisse eines Flaschenzugs.

So besteht ein Muskel aus zahlreichen Muskelfaserbündeln. Diese wiederum bestehen aus Muskelfasern. Jede Muskelfaser wird von einer hauchdünnen Faszie umhüllt. Jedes Muskelfaserbündel ist erneut von einer Faszie umschlossen. Alle Muskelfaserbündel bilden schließlich den Muskel, der ebenfalls seine Faszie besitzt *(siehe Abbildung)*. In der klassischen Anatomie lau-

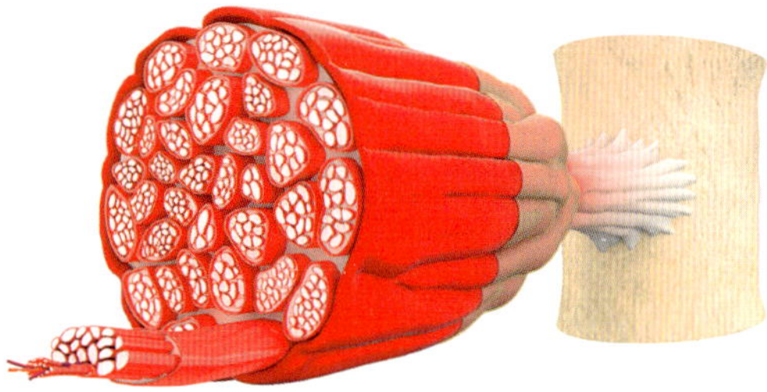

Jeder einzelne Baustein eines Muskels ist von Fasziengewebe umhüllt.

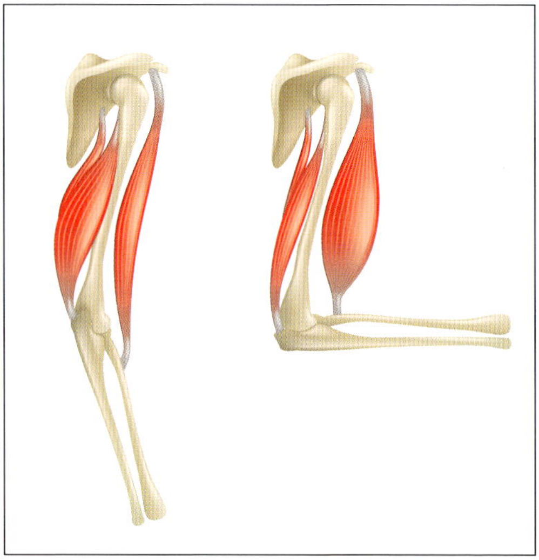

Diese schematische Darstellung der Wirkungsweise eines Muskels auf ein Gelenk entspricht nur noch zum Teil dem heutigen Kenntnisstand. Denn einzelne Muskelfasern verbinden sich mit dem umliegenden Fasziengewebe.

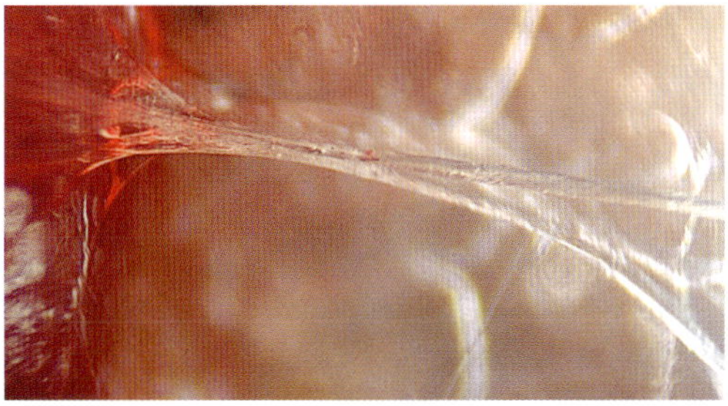
In 20-facher Vergrößerung ist hier die Verbindung einer Arterienwand mit Fasziengewebe zu sehen.

fen alle Muskelfasern zusammen und werden zur Sehne. Die Sehne setzt dann am Knochen an, wodurch der Muskel eine klar definierte mechanische Funktion auf ein Gelenk ausübt *(siehe Abbildung unten)*. Doch so schematisch ist es nicht. Tatsächlich enden bis zu über einem Drittel der Muskelfasern im umliegenden Fasziengewebe. Dadurch kommt es zu einer direkten Kommunikation des Muskelgewebes mit anderen Strukturen, z. B. Blutgefäßen *(siehe Abbildung oben)* oder Nerven. Denn diese stehen ja ebenfalls in Verbindung mit dem Fasziengewebe. Damit hat jede Muskelkontraktion (aktive Verkürzung bzw. Anspannung des Muskels) eine deutlich umfangreichere Wirkung, als nur die Bewegung von Gelenken.

Robert Schleip, der wichtigste deutsche Faszienforscher mit internationalem Bekanntheitsgrad, konnte kontraktile Fasern im Fasziengewebe nachweisen. Also Fasern, die in der Lage sind, sich aktiv zu verkürzen. Sie entsprechen Fasern der so genannten glatten Muskulatur, wie sie zum Beispiel in Blutgefäßen vorkommen, um diese eng zu stellen. Wahrscheinlich unterstützen diese kontaktilen Fasern die Skelettmuskulatur in Bewegung und Haltung. Jedoch ist auch vorstellbar, dass von ihnen krankhafte Kontrakturen bzw. Verspannungen ausgehen.

Faszien sind ein Sinnesorgan

Heute weiß man sicher, dass sich zahlreiche sensorische Nerven mit verschiedenen Funktionen im Fasziengewebe befinden. Faszienforscher betrachten unser Fasziensystem als das größte Sinnesorgan des menschlichen Körpers.

Durch die Propriozeption oder auch die Tiefenwahrnehmung spüren wir, was unser Körper gerade macht, ohne hinsehen zu müssen. Sie wissen ja auch im Dunkeln, ob ihr Knie gebeugt oder gestreckt oder ihre Hand auf oder zu ist.

Früher dachte man, die sensorischen Rezeptoren für die Tiefenwahrnehmung seien ausschließlich in den Bändern, Sehnen und Muskeln. Tatsächlich befinden sich diese in erheblich höherer Dichte in unserem Fasziengewebe.

Es bleiben ungeklärte Fragen

In den Faszien befinden sich sogenannte freie Nervenendigungen, deren Funktion noch nicht geklärt ist. Andere Nerven versorgen unser Gehirn mit Informationen über den inneren Zustand unseres Körpers, z. B. Hunger, Anstrengung, Wohlbefinden, Übelkeit oder Unwohlsein. Dies nennt man Interozeption.

Doch wirklich interessant ist, dass die interozeptiven Nerven in den Faszien diese Informationen zu der Inselrinde leiten. In diesem Bereich unseres Gehirns werden innere Empfindungen mit Emotionen verknüpft. So besteht sogar ein Zusammenhang der Faszien mit unserer Gefühlswelt. Zudem sind im Fasziennetzwerk Nerven zur Wahrnehmung von Schmerz angesiedelt. In der großen Faszie der Lendenwirbelsäule sind sie besonders zahlreich vorhanden und somit eine wahrscheinliche Ursache für chronische Beschwerden.

In diesem Zusammenhang wurden außerdem Nervenendigungen entdeckt, die Botenstoffe enthalten, welche man mit chronischen Langzeitschmerzen in Verbindung bringt. Es bedarf noch einiger Forschung, um diese Erkenntnisse therapeutisch zu nutzen.

Faszien sind Ganzheitlichkeit

Faszien befinden sich in allen Bereichen unseres Körpers. Es gibt im Fasziensystem keine Unterbrechungen. Sie spalten sich auf, gerade so wie die Wurzeln eines Baumes, die sich immer weiter im Boden verästeln. Faszien bilden ein einziges großes Netzwerk. Wenn man bedenkt, dass sich Faszien im Körper überall hin erstrecken und mit allen Geweben verbunden sind, stellt sich das Fasziengewebe als das Verbindungsgewebe dar. Das, was aus Allem ein Ganzes macht.

2. Der fasziale Gummibandeffekt

Gesunde Faszien verleihen unserem Körper elastische Stabilität. Sie haben die Eigenschaften von natürlichem »Supergummi«. Dabei ist der fasziale Gummibandeffekt unerlässlich für Bewegung. Doch Faszien dienen durch ihre elastische Stabilität ebenso als Schutz. Durch den faszialen Gummiballeffekt werden Erschütterungen oder auch Stürze abgefedert und Verletzungen vermieden.

Der fasziale Gummiballeffekt

Bei Stürzen wirken Faszien druckverteilend. Es entsteht ein faszialer Gummiballeffekt. Wenn man ein Gewicht auf einen Gummiball fallen lässt, verformt sich dieser, verteilt somit die Kräfte und dämpft den Fall ab. Hat man viele eng bei einander liegende Gummibälle, befindet sich natürlich an der Stelle des Aufpralls das Epizentrum. Ein Großteil der Energie der Gewalteinwirkung geht jedoch auf die umliegenden Gummibälle über. Ähnlich verteilen Faszien die Kräfte, die bei Stürzen entstehen. Durch diese beeindruckende Eigenschaft schützt das Fasziensystem unseren Bewegungsapparat und unsere Organe. Letztendlich kommt es bei Gewalteinwirkung stets zu einer Mischung aus dem faszialen Gummi-

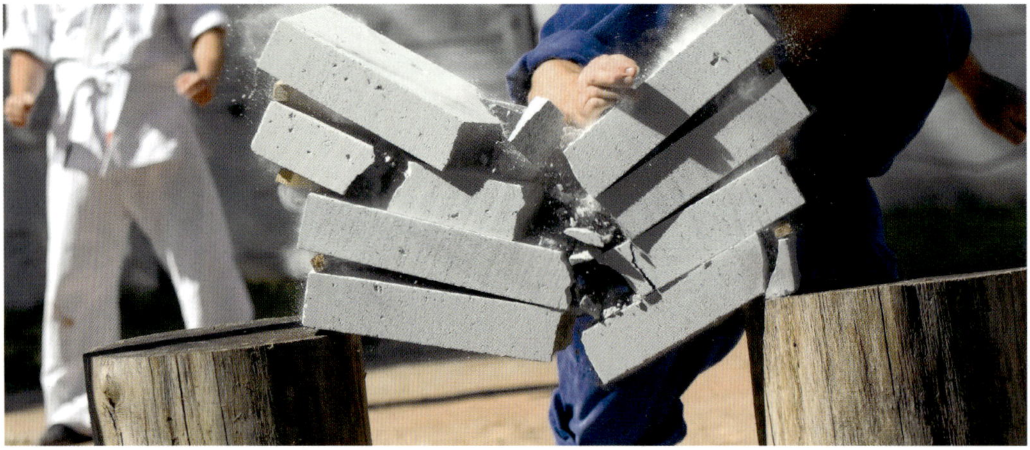

Bei genauem Hinsehen ist gut zu erkennen, dass sich die Hand beim Aufprall deutlich verformt.

balleffekt und dem faszialen Gummibandeffekt. Besonders beeindruckend ist das Zusammenspiel faszialer Strukturen bei Kampfsportlern zu sehen, die mit einem Schlag massive Gegenstände zerbrechen. Das ist genau genommen nichts weniger als eine massive Gewalteinwirkung auf die Schlaghand. Doch spannt der Kampfsportler alle Muskeln in seiner Hand, so dass sie hart ist wie Stahl? Nein, vielmehr scheint die Hand zu einer superflexiblen Gummihand zu werden, wodurch die Kraft des Aufpralls verteilt wird *(siehe Abbildung)*. Tatsächlich sind solche Belastungen nur durch die unglaubliche elastische Stabilität unseres faszialen Netzwerks möglich. Wäre die Hand nicht flexibel, sondern starr, würde es mit Knochenbrüchen und Bänderrissen zu schweren Verletzungen kommen. In der manuellen Faszientherapie spielt der fasziale Gummiballeffekt eine wichtige Rolle. Durch bestimmte Techniken sorgt der Therapeut für gezielte Druckverteilung im Fasziensystem. Dabei spürt er Blockaden in der Druckverteilung und kann diese dann auflösen. Genau so, aber weniger gezielt, wirken Faszienrollen. Manuelle Faszientherapie, aber auch der Einsatz von Faszienrollen, sind wirkungsvolle Maßnahmen für unsere Faszien-Gesundheit. Besonders in der manuellen Faszientherapie werden erstaunliche Ergebnisse erzielt. Jedoch sind es passive Maßnahmen. Eine nachhaltige Faszien-Gesundheit wird so nicht erreicht. Nur durch Aktivität kann diese Nachhaltigkeit erzielt werden. Denn in der Bewegung liegt eine der wichtigsten Aufgaben des Fasziensystems. Das ist der aktive Schlüsselreiz für unsere Faszien.

Jedes Gewebe hat einen Schlüsselreiz

Jedes Gewebe braucht einen spezifischen Reiz, um nicht zu verkümmern. Muskeln brauchen Spannung, um stark und gesund zu bleiben. Knochen brauchen Druck und Zug bzw. Belastung, um sich nicht abzubauen. Denken Sie an Astronauten, denen nach Monaten im Weltraum Knochensubstanz und Stabilität verloren geht, da der Reiz der Belastung ohne die Schwerkraft nicht ausreichend ist. Auch Nerven müssen benutzt werden, um nicht an Leistung zu verlieren. Ein Gehirn, das intellektuell nicht gefordert wird, verliert nachweislich an Leistung, an Intelligenz. Genauso ist es mit der Motorik. Ein Jongleur, der jahrelang nicht jongliert, muss erneut üben, bevor es wieder richtig klappt. Denn die Nerven, die für dieses Bewegungsmuster verantwortlich waren, müssen sich wieder richtig verknüpfen, das verborgene Programm wieder herausholen. Sogar selbstverständliche Bewegungsmuster, wie das Gehen, werden bei längerer Nichtnutzung verlernt. Selbst wenn eine Verletzung komplett ausgeheilt und auch die Kraft wieder hergestellt ist, wird das Gangbild unbeholfen wirken. Das Nervensystem muss das verkümmerte »Gang-Programm« erst wieder »neu starten«. Denn alles, was wir nicht nutzen, bildet sich zurück oder verkümmert sogar.

Faszien müssen in ihren gummiartigen Fähigkeiten genutzt werden, um nicht zu verkleben oder zu verfilzen, um gesund zu bleiben. Nur in Bewegung kommt es zum faszialen Gummibandeffekt. Durch gezielte Übungen können wir den faszialen Gummibandeffekt fördern und unsere Faszien-Gesundheit erhalten.

Für den PROFI Erhöhte Sturzgefahr bei Senioren hat nur indirekt etwas mit dem Alter zu tun. Meist ist die Ursache ein durch Unterforderung leistungsgemindertes Nervensystem. Regelmäßiges Gleichgewichtstraining sollte spätestens im mittleren Alter beginnen und niemals beendet warden. Der tägliche Einbeinstand oder das Laufen auf einer geraden Linie schützt definitiv vor Stürzen.

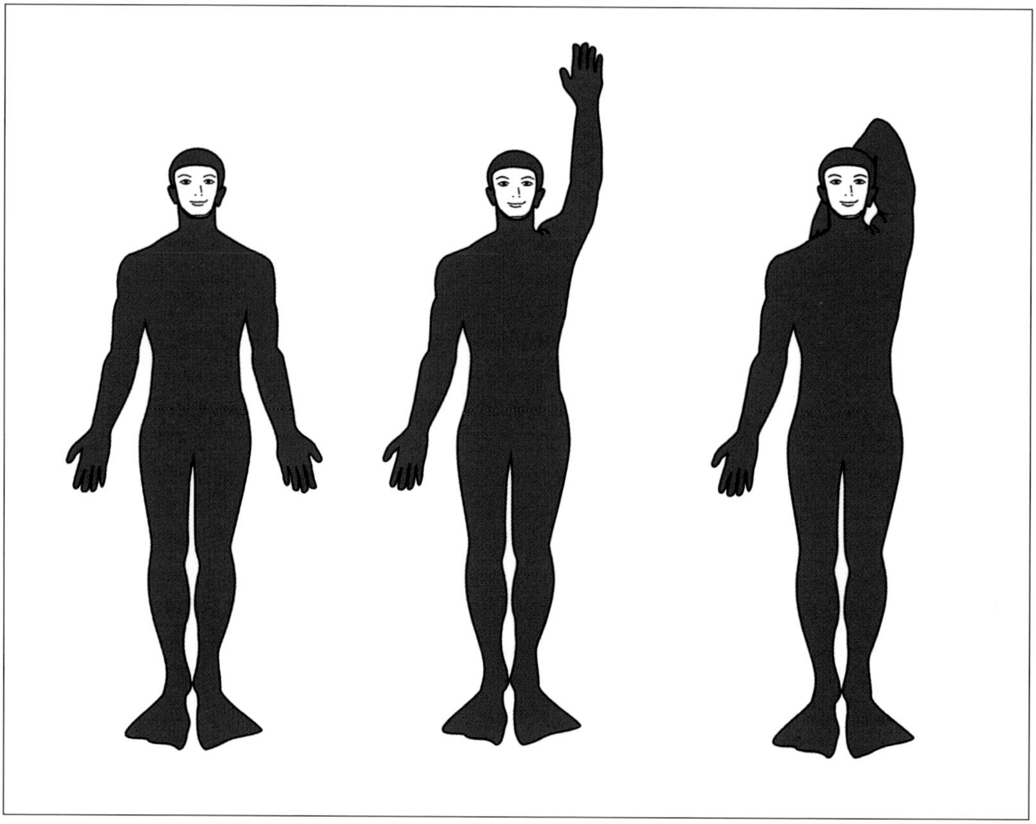

Es ist gut vorstellbar, wie es außen am Gummianzug zu Spannungen kommt. Diese gespeicherte Energie entlädt sich, wenn der Ellbogen gestreckt und der Arm nach unten geführt wird.

Der fasziale Gummibandeffekt

Wenn man ein Gummiband auf Spannung bringt, wird Energie gespeichert. Lässt man das Gummiband los, wird die gespeicherte Energie wieder freigesetzt. Diese Tatsache nutzt die Natur für energiesparende Fortbewegung. Muskelspannung ist ein aktiver Prozess. Der Körper verbraucht Energie und früher oder später kommt es zur Ermüdung der Muskulatur. Lang andauernde Bewegungen wären durch reine Muskelkraft nicht möglich, da der Muskel im Zuge der Ermüdung seine Tätigkeit einstellen würde. Hier kommen die Faszien ins Spiel. Die für unseren Bewegungsapparat wichtigsten Faszien umhüllen uns wie ein Taucheranzug. Stellen Sie sich vor, Sie haben einen solchen Gummianzug an. Er umschließt auch Ihre Hände und Füße. In diesem Gummianzug strecken Sie nun einen Arm in die Luft und beugen den Ellbogen. Auf der Außenseite des Rumpfes und der Seite der Ellbogenspitze würde sich beginnend mit den Fingerspitzen das Gummimaterial spannen. Tatsächlich würde sich die Spannung in unterschiedlicher Intensität auf den gesamten Anzug übertragen. Energie würde gespeichert. Wenn Sie den Ellbogen wieder strecken, wäre die Streckung deutlich erleichtert, da Sie die gespeicherte Energie im Gummianzug hilfreich unterstützen würde *(siehe Taucher-Abbildungen)*. Das ist zwar vereinfacht dargestellt. Doch sehr ähnlich kann man sich die Funktion unserer Faszien bei Bewegung vorstellen. Beim klassischen Dauerlauf wechseln unsere „Fasziengummibänder» permanent zwischen Spannung und Entspannung, d.h. zwischen Energie-

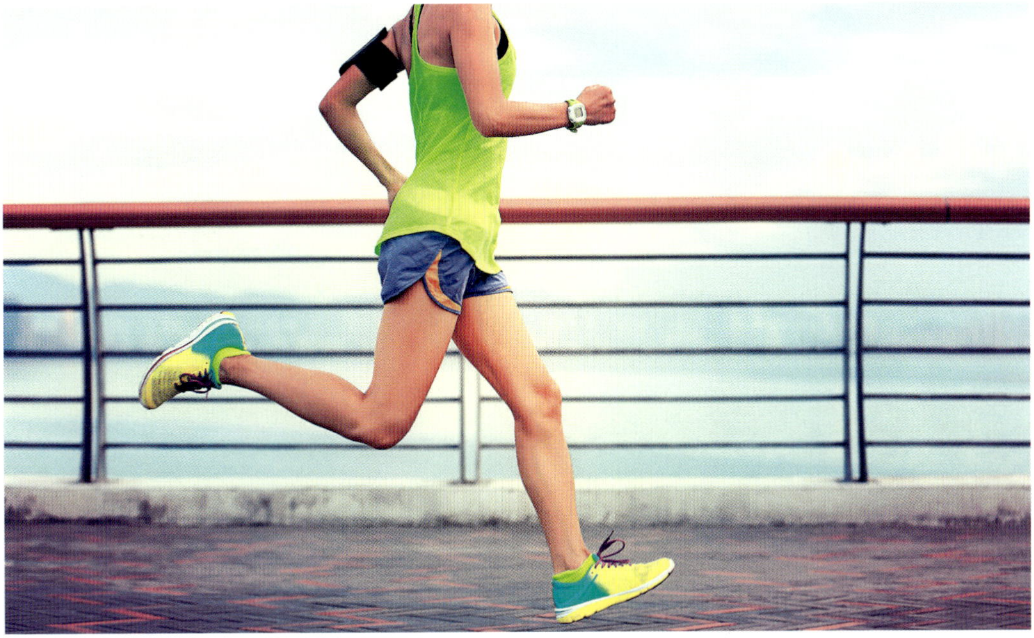

Ohne unser Fasziengewebe wäre ein Dauerlauf nicht möglich.

speicherung und Energieabgabe. Beim Joggen wird unser gesamter Körper zu einer Sprungfeder. Der aufrechte Gang ist dafür ein Vorteil. Vor Millionen von Jahren machte diese Tatsache uns zwar nicht zu den schnellsten, doch zu den ausdauerndsten Läufern. In der Jagd hetzten unsere Vorfahren tatsächlich ihre Beute zu Tode, indem sie diese über Stunden im Laufschritt verfolgten. Der Mensch ist für lange Spaziergänge und den Dauerlauf geschaffen. In dem Moment, in dem beim Laufen das Körpergewicht vom Standbein aufgenommen wird, zieht sich eine energieladende Spannung durch den ganzen Körper. Diese entlädt sich beim Abstoßen mit dem Fuß des Standbeines und der Vorwärtsbewegung des Schwungbeines. Wäre dies eine rein muskuläre Aktivität, würden wir nach wenigen Minuten, außer Atem und mit übersäuerter Muskulatur, zusammenbrechen. Selbstverständlich ist Laufen ohne Muskelspannung nicht möglich. Doch die geleistete Muskelarbeit ist im Verhältnis zur erbrachten Leistung gering. Ein guter Läufer muss keine starken Beine haben. Denn nur die Fähigkeit unserer »Supergummibänder«, stundenlang Energie zu speichern und wieder abzugeben, ermöglicht dem Menschen diese beeindruckende Ausdauerleistung *(siehe Läuferin-Abbildung)*. Und das wiederholte Spannen und Entspannen unserer Faszien verbraucht keinerlei körpereigene Energie. Nur der fasziale Stoffwechsel, doch dieser ist sehr langsam und energetisch zu vernachlässigen.

Doch nicht nur bei Ausdauerleistungen wird unsere Muskulatur von den Faszien unterstützt. Explosivität und Maximalkraft ist ebenfalls abhängig von unseren ultrastarken »Supergummibändern«. Muskeln und Faszien werden zu einem unschlagbaren Team. In vielen Sportarten werden Faszien für die sportartspezifische Bewegung auf maximale Spannung gebracht. So zeigt uns ein Tennisspieler eindrucksvoll, wie er vor einem Aufschlag seine Faszien durch die Rückbewegung des Arms, des Rumpfes und der Beine auf Spannung bringt. Der gesamte Körper spannt sich wie ein Flitzebo-

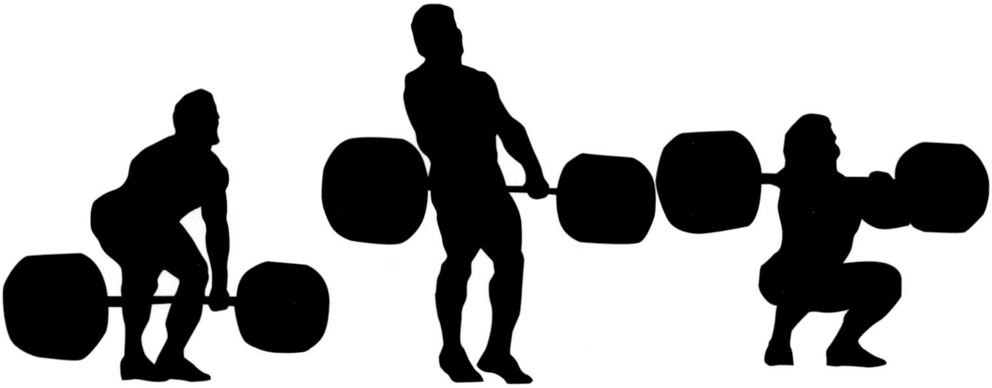

Neben der Kraft verfügen Gewichtheber über eine herausragend gute Beweglichkeit. Zuerst wird das Gewicht angehoben. Nun taucht der Athlet blitzschnell unter die Hantel in die tiefe Hocke, um unter das Gewicht zu

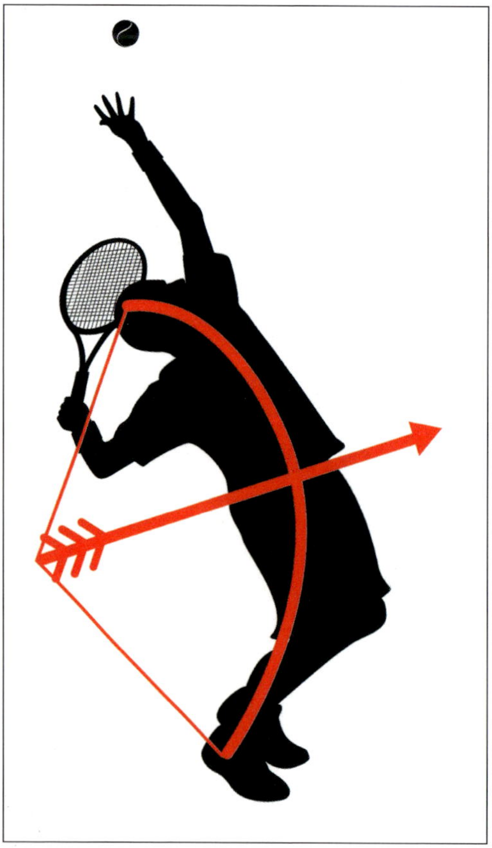

So wie der gespannte Bogen bereit ist, den Pfeil abzuschießen, entlädt sich die Spannung der Faszien beim Aufschlag des Tennisspielers.

gen *(siehe Abbildung)*. Auch Gewichtheber nutzen den faszialen Gummibandeffekt. Beim Umsetzen der gewaltigen Lasten im Gewichtheben muss der Gewichtheber sich in die tiefe Hocke fallen lassen, um unter das Gewicht zu kommen *(siehe Abb.-Folge)*. Durch das Gewicht auf der Hantel wird der Gewichtheber so tief in die Hocke gedrückt, dass das Gesäß fast den Boden berührt. Die Faszien der Hüften, des unteren Rückens, der Kniegelenke und auch der Füße sind nun zum zerbersten gespannt. Sowohl beim Tennisspieler, als auch beim Gewichtheber sind jetzt Teile des Fasziensystems maximal auf Spannung und bereit, die gespeicherte Energie explosiv in die bevorstehende Bewegung abzugeben. Jetzt kommt es zur Teamarbeit. Denn genau an diesem Punkt spannt sich ebenfalls die Muskulatur maximal an. Die Kombination der gespeicherten Energie des faszialen Gummibandeffekts mit der plötzlichen, punktgenauen Anspannung der Muskulatur, verleihen der Bewegung größtmögliche Explosivität und Kraftentwicklung. Der Tennisspieler schlägt den Ball mit beeindruckender Geschwindigkeit und der Gewichtheber drückt sich mit der Last aus der Hocke in den Stand.

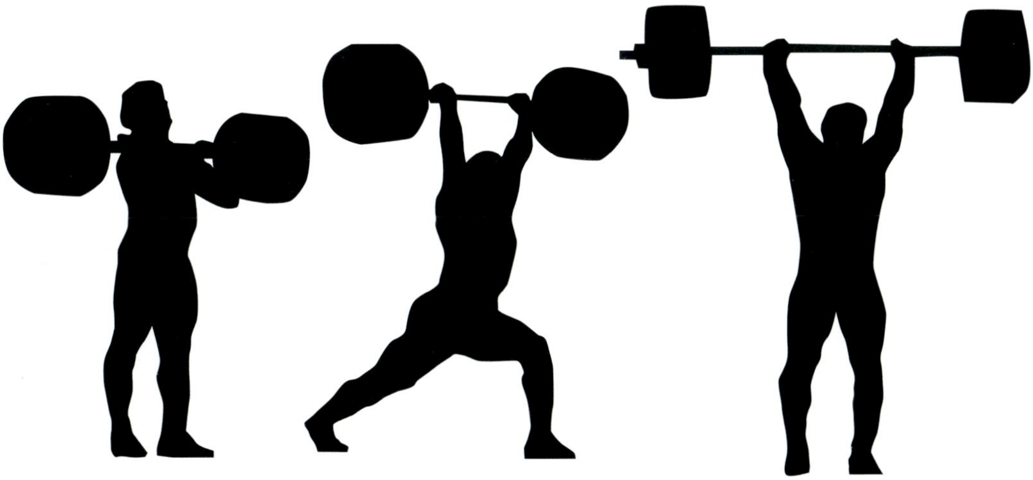

kommen. Mit Muskelkraft und seinen energiegeladenen Faszien richtet sich der Gewichtheber auf. In einem zweiten Schritt bringt er das Gewicht zur Hochstrecke.

Kaum eine Sportart kommt ohne diese Kombination aus. Und Sportler sind perfekt darauf trainiert, das »Faszien-Muskel-Team« optimal zu nutzen. Jeder Mensch nutzt ganz unbewusst den faszialen Gummibandeffekt regelmäßig im Alltag, wenn auch nicht mit dem Anspruch eines Sportlers. So nutzen wir tatsächlich das »Faszien-Muskel-Team« ähnlich wie ein Gewichtheber, wenn wir mit Schwung von einer tiefen Sitzgelegenheit aufstehen *(siehe Bildblock Seite 31)*. Und wenn wir den Ball für unseren Hundeliebling besonders weit werfen wollen, ist die Bewegung vergleichbar mit dem Aufschlag des Tennisspielers. Doch auch jeder zügige Spaziergang wäre ohne den faszialen Gummibandeffekt über einen langen Zeitraum nicht möglich.

Nutzen Sie Ihre »Supergummibänder«

Der zivilisatorisch lebende Mensch nutzt seine Faszien viel zu wenig. Allgemein fehlt es an Bewegung. Die Faszien werden in ihrer Funktion als »Supergummibänder« nur selten genutzt. Bewegungen für Ihre Faszien-Gesundheit sollten stets mehrere Gelenke involvieren und diese auch maximal

Für den PROFI

Wissenschaftlich geleitete Ultraschalluntersuchungen haben gezeigt, dass isolierte Fußbewegungen zu Bewegungen der faszialen Strukturen im hinteren Oberschenkel führten. Zudem verbesserte sich in einem Praxistest nachweislich die Beugung der Halswirbelsäule (HWS-Flex) durch die Dehnung der Beinrückseite. Die HWS-Flex wurde dabei nicht separat mobilisiert. Es ist der Beweis für einen anatomischen Zusammenhang der myofaszialen Strukturen auf der Körperrückseite (oberflächliche Rückenlinie). In der Physiotherapie und im Sport müssen wir aufhören, in Muskelverläufen zu denken. Es geht immer um das ganzheitliche myofasziale Zusammenspiel.

nutzen. Es ist wichtig, Faszien als ununterbrochenes Netzwerk zu verstehen. Alles geht ineinander über. So verläuft die rückseitige Faszienstruktur sprichwörtlich vom Kopf bis zu den Zehen. Eine isolierte Dehnung der Muskulatur des hinteren Oberschenkels oder des Nackens kann also niemals so effektiv sein wie eine Übung, welche die gesamte Körperrückseite involviert. Zudem sollte das Bewegungsende erreicht werden *(siehe Doppelseite 32/33 mit drei Abbildungen)*.

Das Bewegungsende löst Verklebungen

Am Bewegungsende wird das Fasziengewebe auf Spannung gebracht. Der fasziale Gummibandeffekt kann sich spürbar entfalten. Alle in diesem Buch erläuterten Schwungbewegungen zielen auf das Bewegungsende ab. Denn am Bewegungsende kommt es zu einer optimalen Dehnung der faszialen Strukturen. Die Muskelspannung wird so gering wie möglich gehalten. Unsere Supergummibänder werden mit Energie geladen und geben diese beim Rückschwung wieder ab. Und dies ist der essenzielle Reiz, um unsere Faszien gesund zu erhalten. Das wiederholte Spannen und Entspannen beim faszialen Gummibandeffekt ist ideal, um Verklebungen in den Faszien zu lösen. Ihre gesamte Beweglichkeit wird sich mit der Zeit spür- und sichtbar verbessern.

Die faszialen Schwungbewegungen brauchen den faszialen Gummibandeffekt

Ohne den faszialen Gummibandeffekt wären Schwungbewegungen gar nicht möglich. Denn nur durch die Tatsache, dass unsere Faszien am Bewegungsende die durch den Schwungimpuls entstandene Bewegungsenergie speichern und diese bei der Gegenbewegung wieder abgeben, kommt es bei den faszialen Schwungbewegungen zu einem fließend-harmonischen Bewegungsablauf. Tatsächlich ist keine Muskelaktivität in der Schwungextremität (z. B. dem Arm) nötig, um die faszialen Schwungbewegungen aufrecht zu erhalten. Und nur bei minimaler Muskelaktivität entsteht eine echte fasziale Schwungbewegung und keine geführte Bewegung.

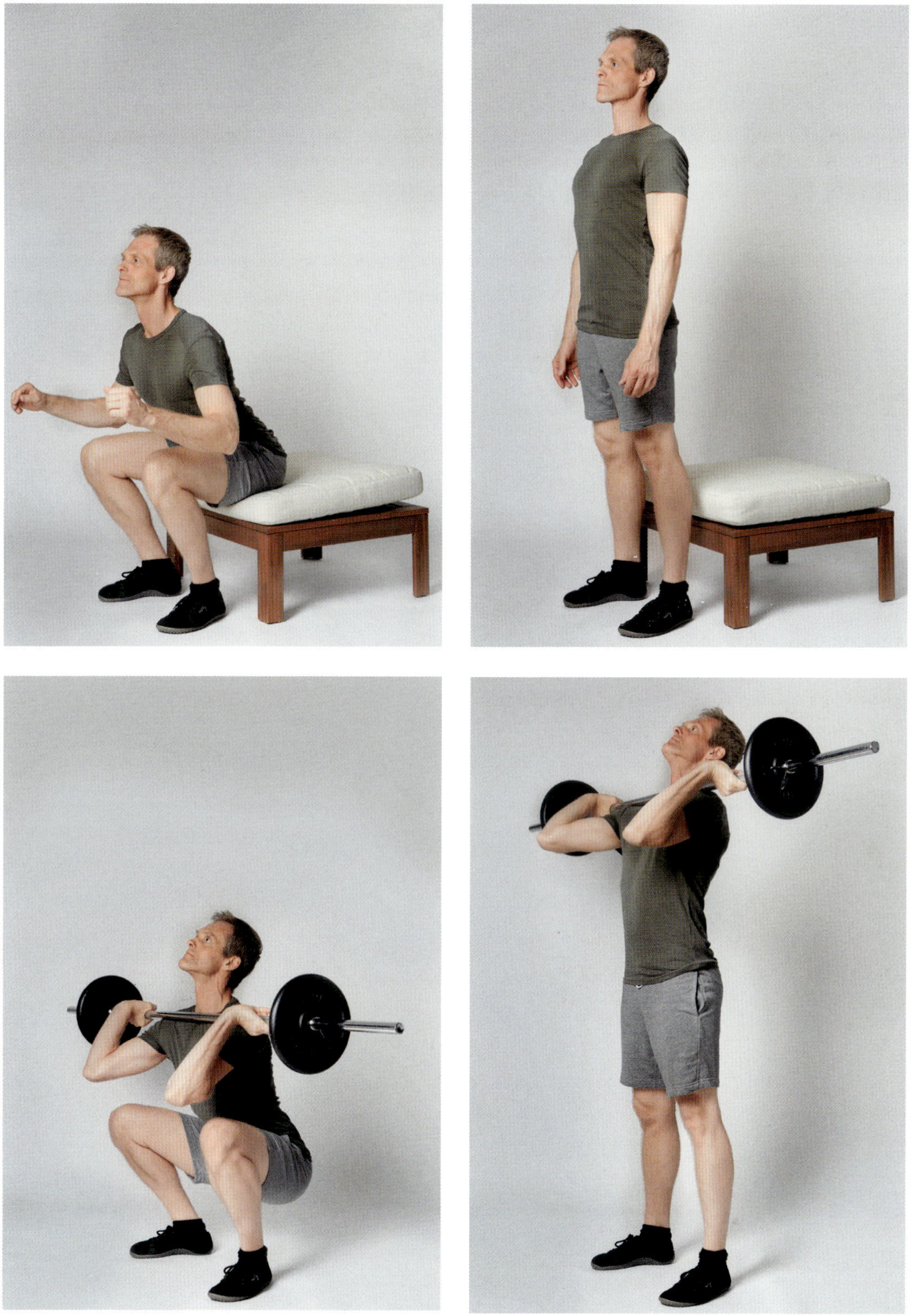

Wenn wir von einem tiefen Sitz aufstehen, bringen wir unsere Faszien durch den Schwung auf Spannung und erleichtern uns das Hochkommen. Ganz ähnlich wie ein Gewichtheber.

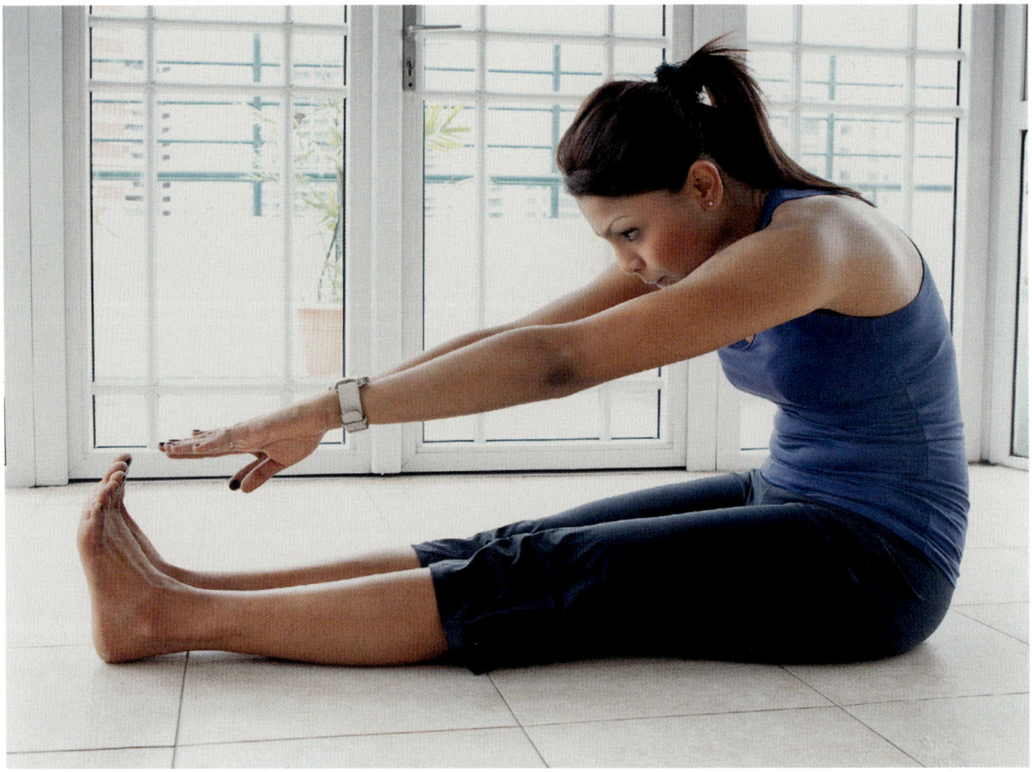

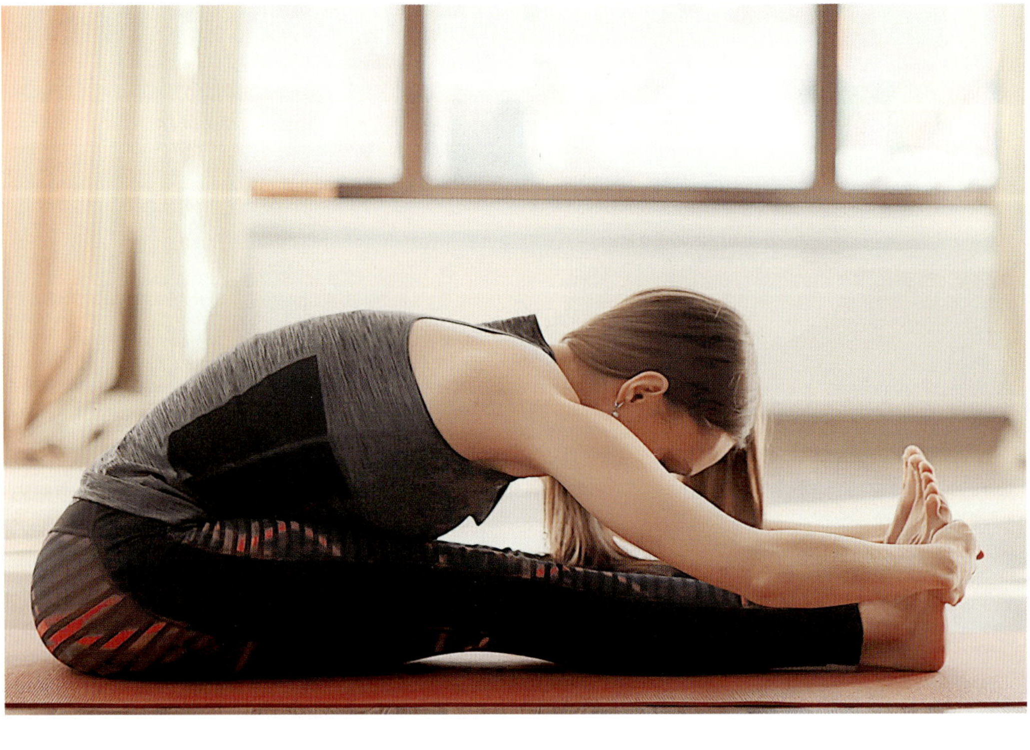

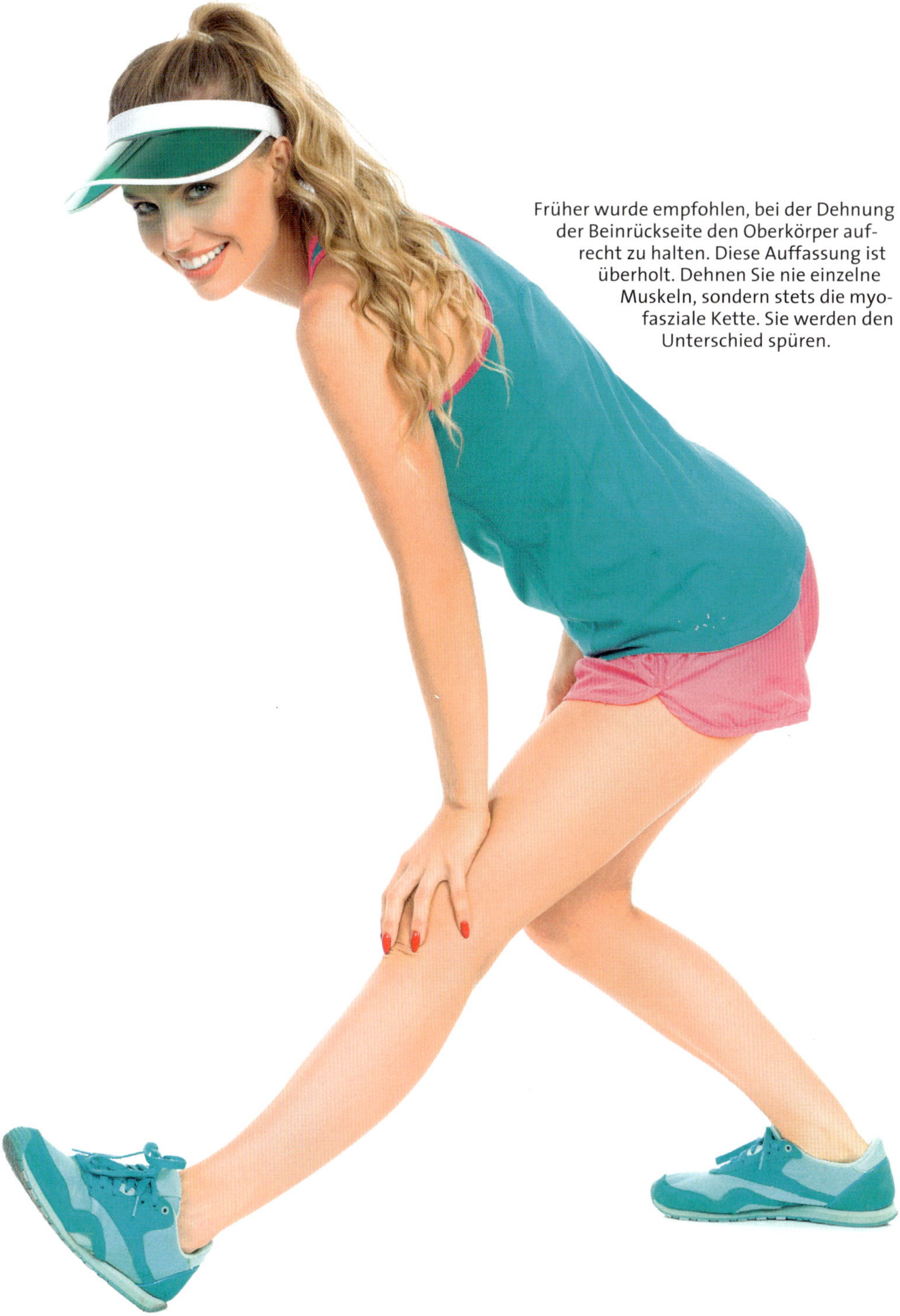

Früher wurde empfohlen, bei der Dehnung der Beinrückseite den Oberkörper aufrecht zu halten. Diese Auffassung ist überholt. Dehnen Sie nie einzelne Muskeln, sondern stets die myofasziale Kette. Sie werden den Unterschied spüren.

3. Beschwerden durch fasziale Störungen

Faszien erfüllen in unserem Körper eine Vielzahl von Aufgaben. Wird das Fasziengewebe gestört, kann es seinen Aufgaben nicht mehr oder nur eingeschränkt nachgehen. Im Allgemeinen spricht man von faszialen Verklebungen *(siehe Abbildungen unten)*. Doch genau genommen steckt die Faszienforschung noch in den Kinderschuhen. In keinem bildgebenden Verfahren (CT, MRT, Ultraschall) sind fasziale Störungen klar erkennbar. Einzig der erfahrene Faszientherapeut scheint Anomalien in den Faszien ertasten zu können. Es bedarf noch vieler Erfahrungswerte und Forschung. Doch permanent gibt es neue Erkenntnisse und eines scheint bereits fest zu stehen: Faszien sind die Ursache für viele Beschwerden.

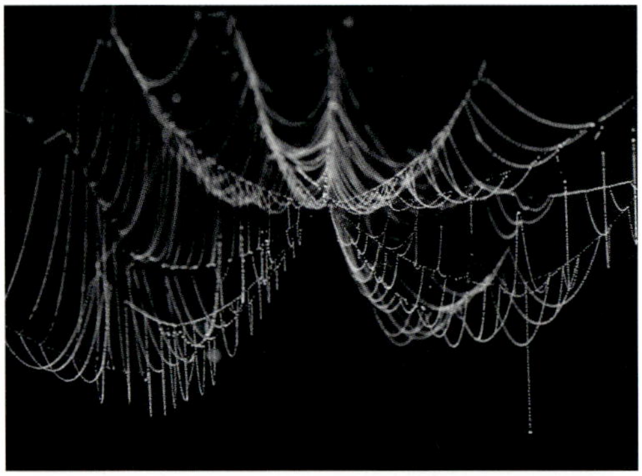

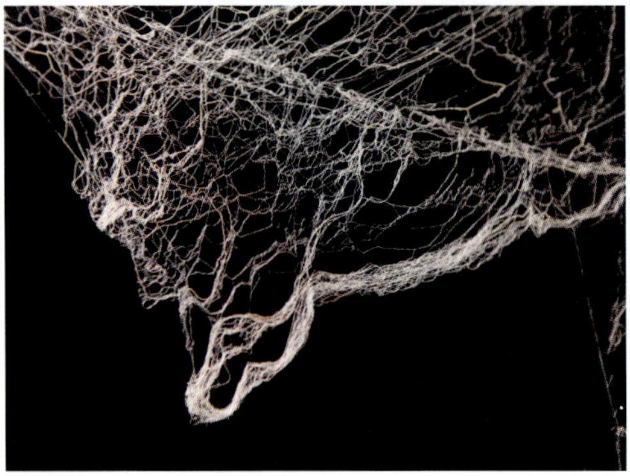

Die Netzstruktur der Faszien erscheint chaotisch. Dennoch unterliegt sie einer Ordnung. Ähnlich wie diese Spinnennetze kann man sich gesunde und verfilzte Faszien vorstellen.

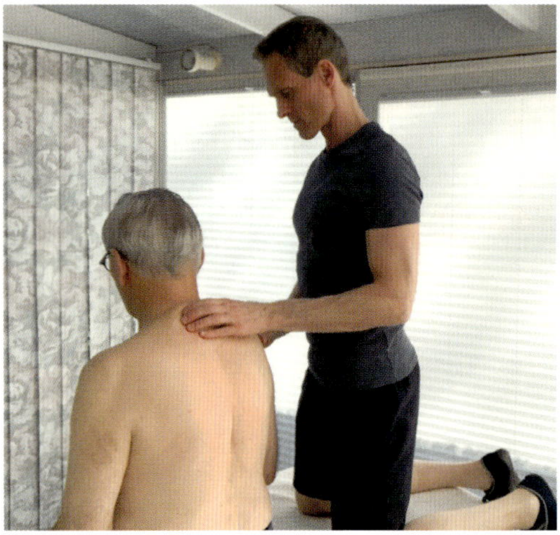

Bei Nackenbeschwerden ist eine Faszienbehandlung oft wirksam.

Fasziale Beschwerden werden nicht erkannt

Störungen im Fasziensystem können über Jahre unerkannt bestehen bleiben und Probleme verursachen. Doch auch wenn Faszien einen langsamen Stoffwechsel haben, sind sie stets in der Lage zu regenerieren. Auch nach vielen Jahren bestehender Beschwerden und im hohen Lebensalter. Manchmal kann es Monate dauern, bis gezieltes Faszientraining seine heilende Wirkung zeigt. Aber dann meistens nachhaltig. Manuelle Faszienbehandlungen wirken oft sehr schnell mit einem regelrechten Aha-Effekt *(siehe Abbildung)*. Warum, ist wissenschaftlich betrachtet noch unklar. Folgen nach der Behandlung jedoch keine regelmäßigen, fasziengerechten Bewegungen, kann die Wirkung nach Wochen oder Monaten nachlassen. Fasziale Schwungbewegungen sind hier ideal.

Wodurch können fasziale Störungen entstehen?

Fasziale Störungen können verschiedene Ursachen haben. Die mit Abstand häufigste Ursache liegt jedoch im falschen Umgang mit unserem Bewegungsapparat. Bewegungsmangel oder falsches, monotones Bewegungsverhalten ist ein stark unterschätztes gesellschaftlich-gesundheitliches Problem. Faszien geben uns elastische Stabilität. Entsprechend dieser Qualität brauchen Faszien Bewegungsreize, die dieser Funktion gerecht werden.

Fasziale Beschwerden durch äußere Einwirkung

Auch von außen zugefügte Ereignisse, z.B. Operationen oder Unfälle, können ursächlich sein. Narben verursachen immer eine Störung im Fasziennetzwerk. Meist werden sie problemlos vom Gewebe kompensiert. Jedoch werden sie in der Ursachenforschung für Beschwerden auch nicht selten übersehen. Oberflächliche Narben auf der Haut, sollten gut verschieblich sein *(siehe Abbildung)*. Ist dies nicht der Fall, können fasziale Verklebungen vorhanden sein. Außerdem können innere Vernarbungen (auch nach minimalinvasiven Eingriffen) Probleme verursachen. Bei Unfällen können sowohl äußere als auch innere Verletzungen entstehen. Offene Wunden mit anschließender Vernarbung, aber auch stumpfe Verletzungen mit schweren Blutergüssen führen zu empfindlichen Störungen im Fasziennetzwerk. Ob jedoch bleibende fasziale Beschwerden entstehen, ist stets offen. Selbst bereits lang bestehende Probleme durch ein Schleudertrauma lassen sich oft durch eine manuelle Faszientherapie oder durch Faszientraining gut behandeln. Denn auch stauchende oder reißende Traumata (z.B. plötzliches Ziehen eines großen Hundes an der Leine) können zu Störungen im Fasziensystem führen.

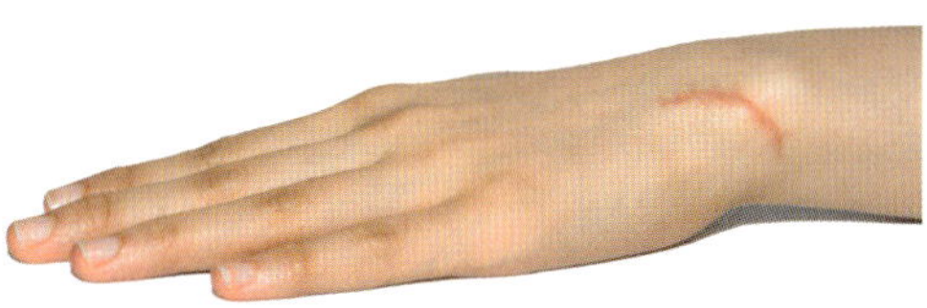

Selbst eine kleine Narbe kann bei faszialen Verklebungen zu starken Beschwerden führen.

Die Ernährung wird oft unterschätzt

Fast Food und chronische Schulter-, Knie oder Rückenschmerzen: Im ersten Gedankengang findet sich hier kein Zusammenhang, oder? Doch auch die Ernährung wird ursächlich bei faszialen Beschwerden diskutiert. So ist eine ausreichende Flüssigkeitszufuhr unerlässlich, da es in den Faszien stets um Flüssigkeitsaustausch geht. Ferner sind Vitamin C, Vitamin B6 und die Aminosäure Lysin besonders wichtig für Reparaturarbeiten und Kollagenbildung im Fasziennetz. Silizium hat eine stark wasserbindende Wirkung und sorgt so für die Gleitfähigkeit der Faszien. Fest steht, ungesunde Ernährung schadet uns allgemein, also auch unseren Faszien. Doch bei einer vollwertigen Ernährung mit frischen Zutaten sowie ausreichender Flüssigkeitszufuhr wird es nicht zu einem Mangel kommen.

Wie äußern sich fasziale Beschwerden?

Fasziale Beschwerden sind so variantenreich wie die Aufgaben unseres Fasziengewebes. Bei vielen Symptomen ist es schwer vorstellbar, dass die alleinige Ursache in einer faszialen Störung liegen kann. Doch bei zahlreichen Symptomen ist das tatsächlich möglich:

- **Kribbelgefühl (Ameisen-Laufen), Taubheitsgefühl, Juckreiz**

Nervenentzündungen, Bandscheibenschäden und andere neurologischen Erkrankungen sowie Durchblutungsstörungen können diese Symptome auslösen. Doch sowohl Blutgefäße als auch Sinnes- und Nervenzellen verlaufen zum Teil im Fasziensystem und sind mit dem Fasziengewebe verbunden. Darum können fasziale Störungen Nerven irritieren und die Blutzirkulation beeinträchtigen, so dass es zu diesen Beschwerden kommen kann. In so einem Fall liegt ursächlich keine Gefäßerkrankung oder ein Nervenleiden vor. Ausschließlich im Fasziengewebe liegt die Ursache.

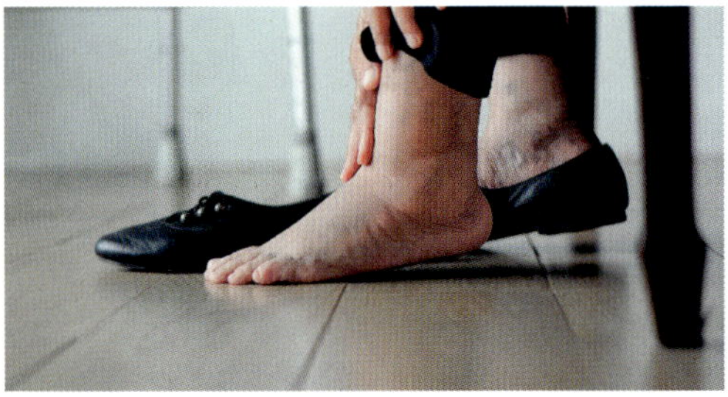

Besonders einseitige Ödeme können ihre Ursache in faszialen Störungen haben.

- **Ödeme (Wassereinlagerungen)**

Ödeme *(siehe Abbildung)* entstehen durch eine Störung im Lymphsystem. Das Lymphsystem besteht aus lymphatischen Organen und zahlreichen Lymphgefäßen, ähnlich dem Blutgefäßsystem *(siehe Abbildung)*. Es ist Teil des Immunsystems und mitverantwortlich für den Abtransport von Gewebsflüssigkeit. Ödeme sind gewöhnlich die Folge einer Grunderkrankung, z.B. einer Leberzirrhose, einer Herzinsuffizienz oder eines Nierenleidens. Auch Stoffwechselstörungen können verantwortlich sein. Lymphgefäße befinden sich auch im Fasziengewebe. So können fasziale Störungen das Lymphsystem in ihrer Aufgabe blockieren, so dass es zu Ödemen kommen kann.

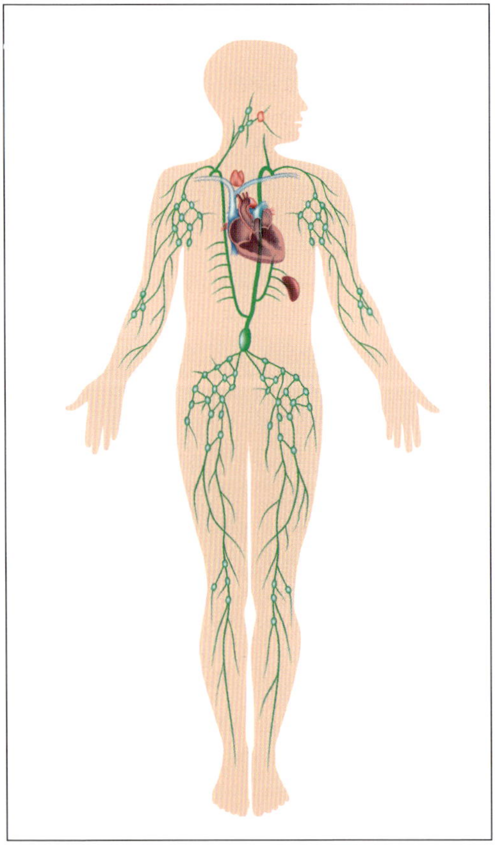

Die Gefäße des Lymphsystems erstrecken sich in alle Bereiche des Körpers.

- **Schwindel, Gleichgewichts- und Koordinationsstörungen**

Neurologische Erkrankungen und Störungen des Gleichgewichtsorgans im Ohr können für diese Beschwerden verantwortlich sein. Gleichgewicht und koordinierte Bewegungen sind ohne die Tiefenwahrnehmung (Propriozeption) nicht möglich. Bestimmte Sinnesorgane geben uns Auskunft über den Spannungszustand der Muskulatur und über die Stellung der Gelenke im Raum. Beispielsweise wissen Sie auch im Dunkeln, ob Ihre Hand geöffnet oder geschlossen ist. Lange Zeit ging man davon aus, dass sich die Sinneszellen für die Tiefenwahrnehmung ausschließlich in den Muskeln, Sehnen und Gelenken befinden. Doch neue Untersuchungsergebnisse zeigen eine hohe Dichte jener Sinneszellen in unseren Faszien. Das war eine revolutionäre Erkenntnis, denn so ist es nur logisch, dass fasziale Störungen das Gleichgewicht und die Koordination signifikant beeinträchtigen können.

- **Bewegungeinschränkungen oder Steifigkeit**

Hauptsächlich orthopädische Krankheiten verursachen diese Symptome. Doch auch rheumatische Erkrankungen sowie neurologische Leiden (z.B. Parkinson) sind als Grund zu nennen. Wenn Faszien verkleben, ist es leicht vorstellbar, dass es zu Bewegungseinschränkungen kommt. Die Verklebungen müssen jedoch nicht direkt beim Gelenk sein. So kann eine Verklebung in der

Mitte des Oberschenkels auch Steifigkeit oder Bewegungseinschränkungen im Kniegelenk oder dem Hüftgelenk verursachen.

- **Schmerzen**

Schmerz ist das häufigste, durch fasziale Erkrankungen ausgelöste Symptom. Dabei sind alle Schmerzformen möglich. Ob dumpf, stechend, ziehend oder brennend, sowie oberflächlich oder tief, Belastungs- oder Ruheschmerz, temporärer oder permanenter Schmerz, lokal oder wechselnd (der Schmerz springt hin und her, z. B. mal das eine Bein, mal das andere). Wirklich alles ist möglich. Und die einzige Ursache kann eine fasziale Störung sein.

Im Fasziengewebe gibt es zahlreiche Schmerzfasern. Insbesondere in der großen Faszie der Lendenwirbelsäule fand man eine der höchsten Konzentrationen im menschlichen Körper. So ist es tatsächlich sehr wahrscheinlich, dass das Volksleiden Nummer 1, der Rückenschmerz, oft durch fasziale Störungen ausgelöst wird.

- **Übelkeit und Unwohlsein**

Faszien umhüllen ausnahmslos jedes Organ. Als das wahrscheinlich größte Sinnesorgan des Menschen geben Faszien uns Informationen aus dem Körperinneren. So ist es gut möglich, dass Störungen im FaszIennetzwerk Übelkeit oder Unwohlsein auslösen können, ohne dass ein organischer Schaden vorliegt. Es ist sogar vorstellbar, dass fasziale Verklebungen bei anorganisch-chronischer Übelkeit die einzige Ursache darstellen.

Kranke Faszien sind eine neue Ursache

Unser Fasziensystem umhüllt uns wie ein Taucheranzug und erstreckt sich in alle Bereiche unseres Körpers. Folglich können Faszien überall Symptome auslösen. Daraus resultiert, dass Ärzte und Therapeuten die Ursachenforschung um eine **neue** Möglichkeit erweitern müssen. Gerade bei Schmerzen im Bewegungsapparat muss eine fasziale Ursache immer in Betracht gezogen werden. Wenn Schmerzen faszialen Ursprungs sind, lassen sich diese erheblich leichter behandeln als die meist als Ursache genannten Abnutzungs- oder Alterserscheinungen wie z. B. Arthrose (in allen Gelenken möglich), Lumbago oder Ischialgie (Rückenschmerzen), Sehnenentzündungen oder auch das Impingement-Syndrom (meist in der Schulter). Faszientherapie kann hier zu erstaunlichen Ergebnissen führen.

Volkskrankheit Bewegungsmangel

Doch wie bereits erwähnt ist das häufigste Problem die mangelnde Bewegung. Denn sehr oft ist nicht das Alter oder eine Überbeanspruchung das Problem. Vielmehr ist es der Bewegungsmangel. Und tatsächlich sind Spaziergänge, Gartenarbeit oder andere Alltagsaktivitäten natürlich gesund, doch für unsere Faszien leider ungenügend. Ihre Faszien-Gesundheit erhalten Sie nur mit Faszien-Sport.

Es bedarf noch einiger Forschung

Vieles in diesem Kapitel ist zur Zeit noch Theorie. Doch die Faszienforschung schreitet rapide voran. Und die Erfahrungen zahlreicher Faszientherapeuten scheinen schon jetzt die Theorien zu bestätigen.

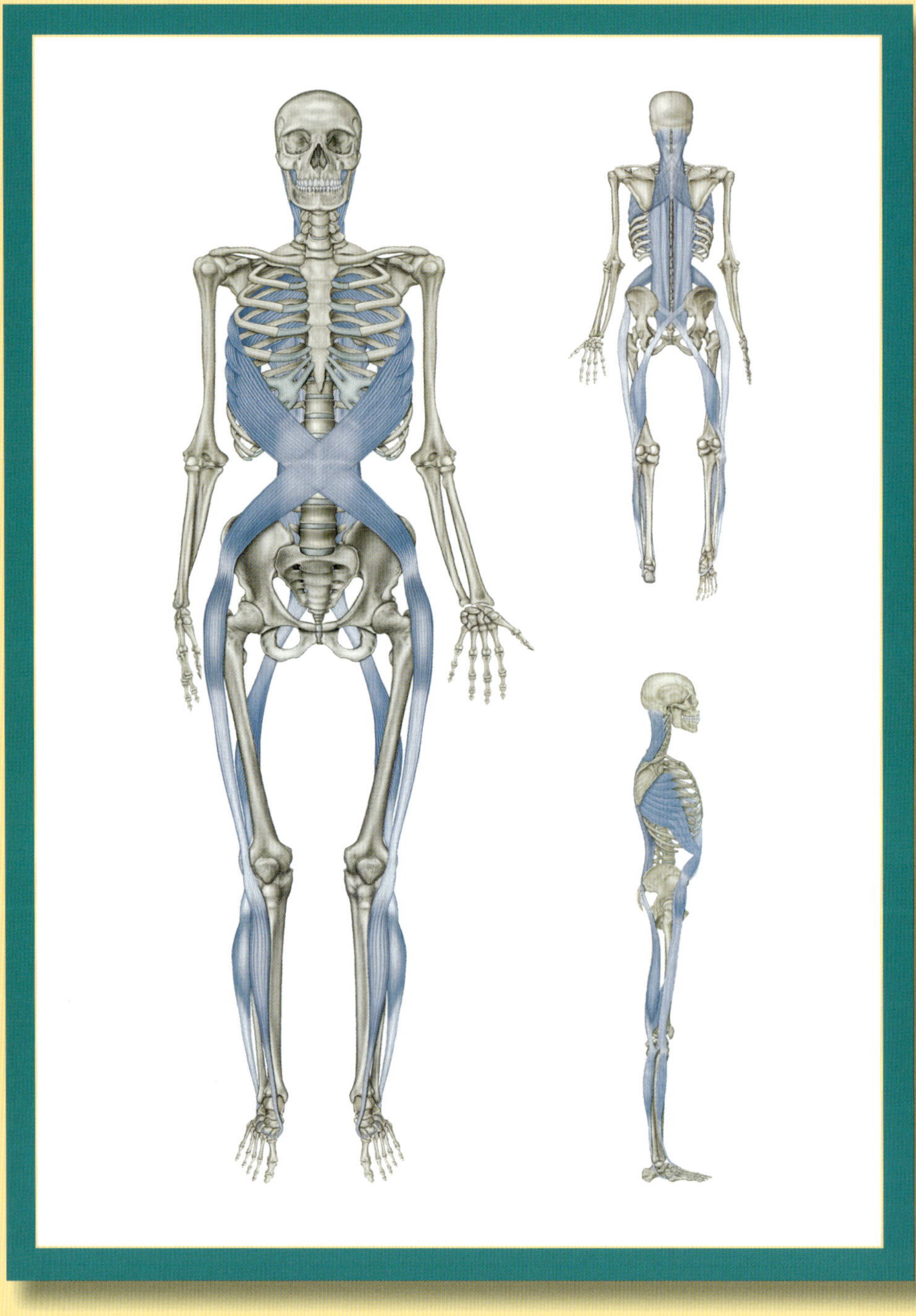

III.
Einflüsse bei der Entwicklung der faszialen Schwung-bewegungen

Verglichen mit der Erforschung der menschlichen Anatomie, Physiologie oder auch Biochemie, steckt die Faszienforschung gerade mal in den Kinderschuhen. Doch zunehmend finden sowohl einige Theorien als auch Therapien in der Wissenschaft Anerkennung, obwohl die Grundlage empirisch oder nur zum Teil wissenschaftlich belegt ist. Auch die faszialen Schwungbewegungen fanden ihren Ursprung in der Empirie, der Erfahrung. Meine ersten Erfolge als Faszientherapeut zog ich aus theoretischem Wissen der damals erhältlichen Fachliteratur. Ich bekam ein Verständnis für die umfangreichen Aufgaben unserer Faszien und entwickelte bestimmte Handgriffe, mit denen ich fasziale Beschwerden positiv beeinflussen konnte.

Zusätzlich entstanden die ersten faszialen Schwungbewegungen, die ich meinen Patienten nach einer Faszienbehandlung empfahl. Bei der Entwicklung der faszialen Schwungbewegungen folgte ich belegtem Wissen aus der Biomechanik und langjährigen eigenen Erfahrungen mit gesunder Bewegung und dem Erhalt oder der Verbesserung unserer angeborenen Flexibilität. Zwei Modelle aus der Faszientherapie und der Faszienlehre waren mir ebenfalls eine zentrale Hilfe bei der Entwicklung der faszialen Schwungbewegungen.

1. Körpermechanik und Gelenke

Die knöchernen Anteile von Gelenken bilden keine stabile Einheit. Tatsächlich ist kein Gelenk des menschlichen Körpers so konstruiert, dass allein durch die knöchernen Anteile ein Gelenk zustande käme. Faszienforscher zählen auch Gelenkkapseln, Bänder und die Sehnen der Muskulatur zum faszialen Gewebe, da sie in ihrem biologischen Grundaufbau quasi identisch sind mit unseren Faszien. Nur durch diese, das Gelenk umgebenden Strukturen, wird ein Gelenk erst zu einer stabil-elastischen, funktionierenden Konstruktion *(siehe Abbildungen gegenüber)*.

Um gesund zu bleiben, müssen Gelenke in ihrer Funktion genutzt werden. Ansonsten kommt es über die Jahrzehnte zu einem fortschreitenden Verlust der Beweglichkeit.

Beim Spielen und Toben verdrehen sich Kinder ihre Gelenke oft spektakulär. Doch kommt es zu Bänderrissen und Verstauchungen? Nein, meistens nicht. Denn von Natur aus sind unsere Gelenke flexibel und dennoch stabil. Eine Fähigkeit, die nicht zwingend mit dem Alter verloren geht. Sie verkümmert nur, kann aber zurückgewonnen werden. Sicher nicht wie in der Kindheit. Doch durch Training der Faszien und der Dehnbarkeit sind sehr gute Ergebnisse zu erzielen. Je mehr Flexibilität ein Gelenk in seinem natürlichen Bewegungsumfang hat, umso geringer ist die Verletzungsanfälligkeit in Extremsituationen. Der eine verdreht sich sein Knie beim Skifahren und ist verletzt. Der andere steht in der gleichen Situation auf und fährt weiter. Gesunde, stabil-elastische Gelenke können sich erstaunlich verdrehen oder verrenken, ohne Schaden zu nehmen.

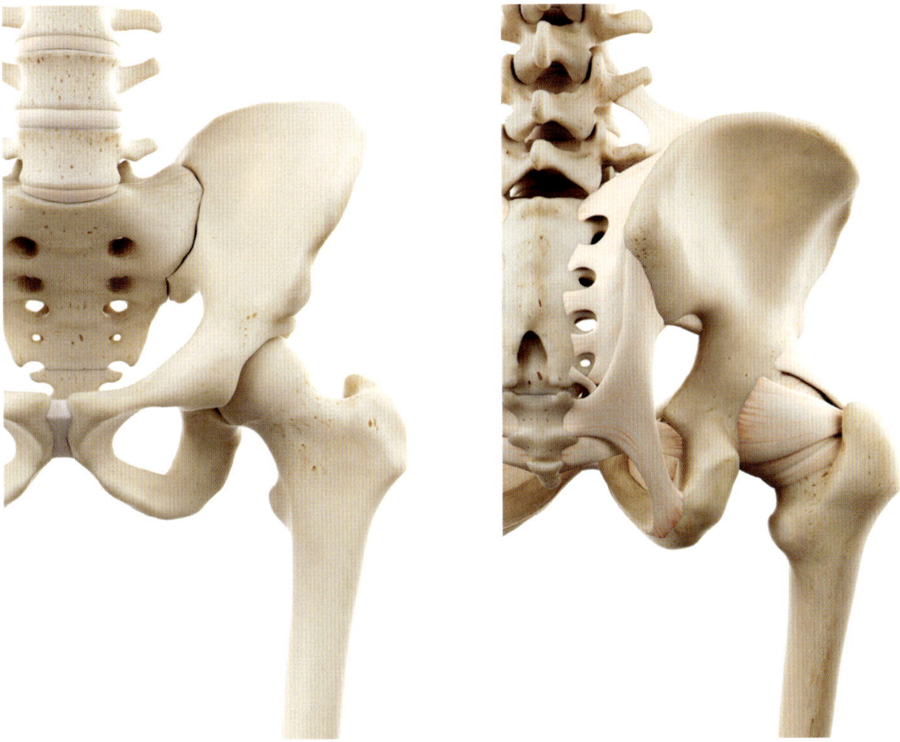

Ohne die Bandstrukturen wäre das Hüftgelenk keine stabile Konstruktion.
Der Hüftgelenkskopf würde einfach aus der Hüftgelenkspfanne springen.

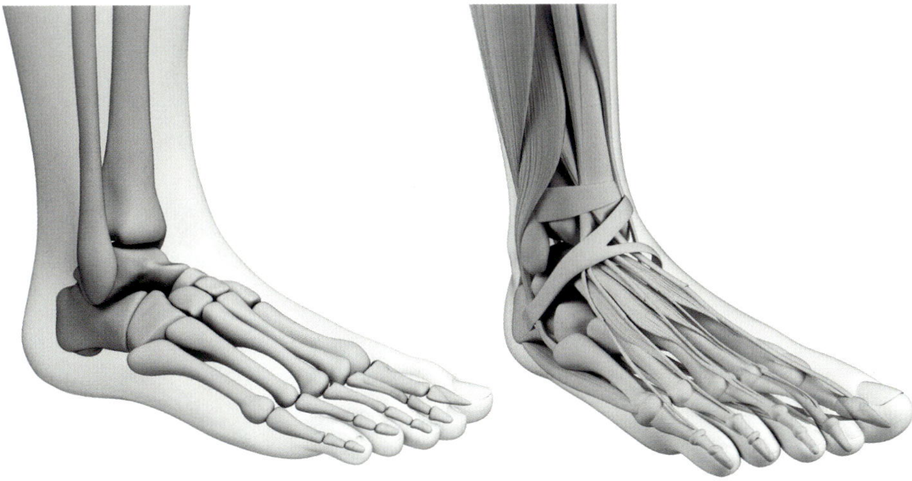

Noch deutlicher wird es beim Fuß. Jeder Fuß besteht aus insgesamt 26 Knochen.
Jedoch existiert keinerlei feste Verbindung. Erst die Bänder und die Muskeln geben dem Fuß seine elastische Stabilität.

Die Bewegungsabläufe der faszialen Schwungbewegungen fördern den Erhalt oder die Verbesserung des maximalen Bewegungsumfanges Ihrer Gelenke. Das optimale Zusammenspiel der knöchernen Gelenkpartner und der stabil-elastischen Eigenschaften der umgebenden Strukturen werden trainiert. Bereits geschädigte Faszien brauchen sehr lange zur Regeneration. So sind tatsächlich, bei regelmäßiger Ausführung der faszialen Schwungbewegungen, auch nach Jahren noch Fortschritte in der Beweglichkeit, aber auch der elastischen Stabilität zu erwarten.

2. Die myofaszialen Leitbahnen nach *Thomas W. Myers*

Neben den Triggerbändern *(siehe folgendes Kapitel ab Seite 58)* waren die »myofaszialen Leitbahnen« nach *Thomas W. Myers* eine entscheidende Orientierungshilfe bei der Entwicklung der Schwungrichtungen.

Myers entwickelte anhand von Präparaten und funktionellen Zusammenhängen die Theorie der myofaszialen Leitbahnen. Alle Muskeln, Bänder, Sehnen und Faszien, die er zu einer der insgesamt 12 Leitbahnen zusammenfasst, zeigen stets den gleichen Faserverlauf. Ähnlich wie der Faserverlauf auch deutlich in Holz zu sehen ist. In einem Brett ist gut zu erkennen, wie die Holzfasern stets in eine Richtung verlaufen. Myers benutzt dabei die Metapher eines Schienensystems, das immer in eine Richtung verläuft. So sind Kurven möglich. Es kommt jedoch nie zu einer Richtungsänderung.

Alle Anteile einer myofaszialen Leitbahn (Muskeln, Sehnen, Bänder, Faszien) beeinflussen sich gegenseitig und führen funktionell zu einem definierten Bewegungsmuster. Therapeutisch ist davon auszugehen, dass die Behandlung eines Anteils in einer myofaszialen Leitbahn alle anderen Anteile beeinflusst. So kann die Therapie einer verhärteten Wade zur Entspannung der gesamten rückwärtigen myofaszialen Leitbahn führen, und so beispielsweise hartnäckige Kopfschmerzen beseitigen. Die komplexen Bewegungsmuster der faszialen Schwungbewegungen haben ebenfalls einen regulierenden Effekt auf die myofaszialen Leitbahnen.

Für den PROFI

Im Zusammenhang mit den myofaszialen Leitbahnen wird oft über die muskulären Anteile gesprochen. Jedoch ist der Begriff »myofaszial« nicht außer Acht zu lassen. Myers stellt klar, alles dreht sich um die Einheit aus Muskeln und Faszien, zu denen auch Bandstrukturen und Sehnen gehören.

Die oberflächliche Rückenlinie

Die oberflächliche Rückenlinie ist die Linie der Aufrichtung. Sie beinhaltet Muskeln, die in ihrer Funktion die Zehen beugen, die Füße strecken (Zehenstand), die Kniegelenke beugen, die Hüftgelenke strecken, die Wirbelsäule strecken und den Kopf in den Nacken legen (Blick nach oben). Ebenso sind die festen Strukturen der Fußsohlenfaszien und der Achillessehnen Bestandteil der oberflächlichen Rückenlinie. Am Kopf verläuft sie über die Kopfhautfaszie bis zu den Augenbrauen.

Die oberflächliche Rückenlinie ist häufig verkürzt. Diese Verkürzung zeigt sich typischerweise beim Versuch, bei gestreckten Knien mit den Fingern den Boden zu berühren.

Da die rückwärtige Oberschenkelmuskulatur und die Wadenmuskulatur in der Kniestreckung eine ineinandergreifende stabilisierende Einheit bilden, ist es besonders wichtig, bei der Dehnung der oberflächlichen Rückenlinie die Kniegelenke nicht zu beugen. Bereits bei minimaler Beugung ist die oberflächliche Rückenlinie funktionell unterbrochen.

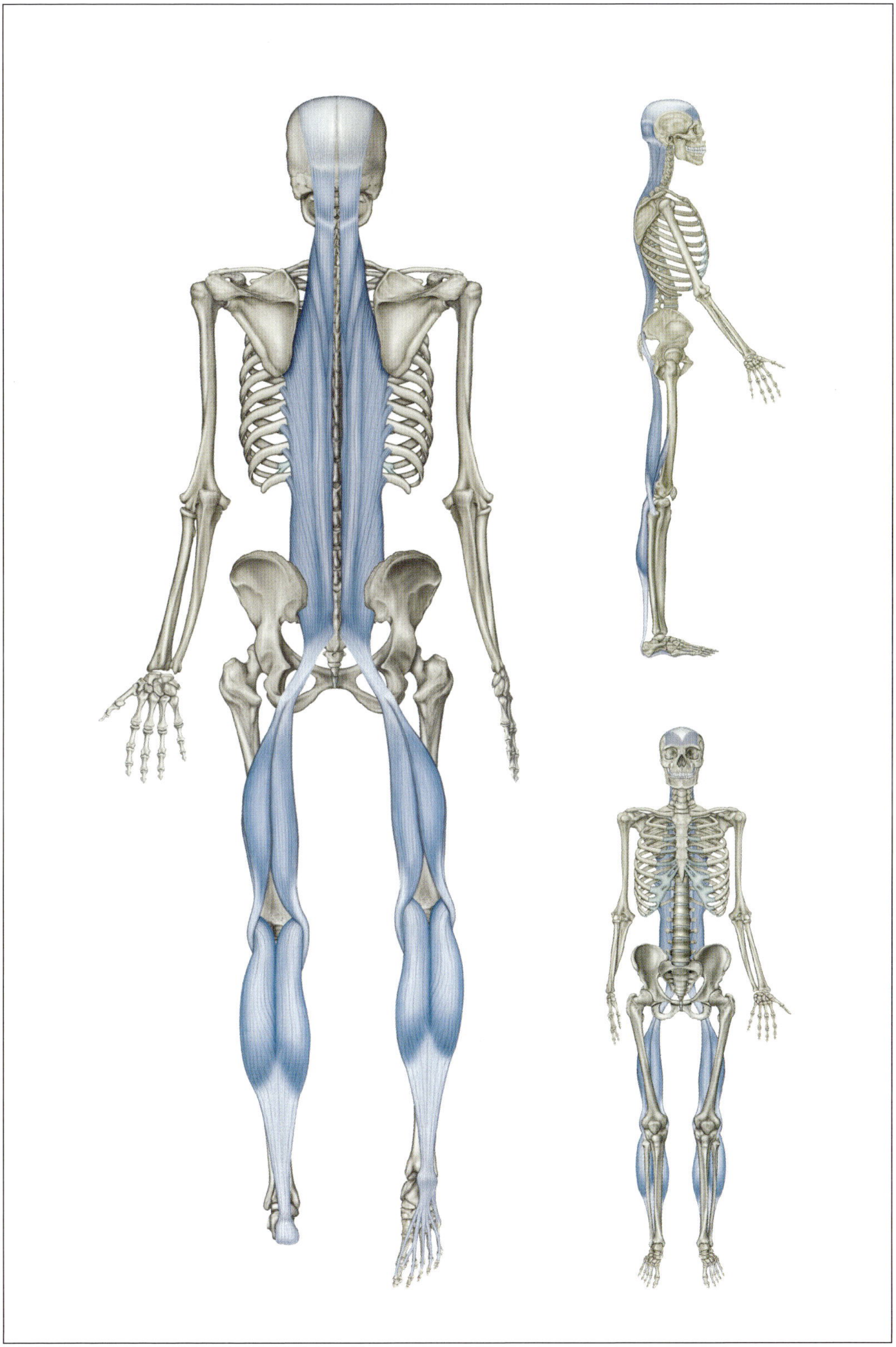

Die oberflächliche Frontallinie

Die oberflächliche Frontallinie bildet den Gegenspieler zur oberflächlichen Rückenlinie. Wenn die oberflächliche Rückenlinie maximal verkürzt ist, ist die oberflächliche Frontallinie maximal gedehnt und umgekehrt.

Eine Ausnahme unter den myofaszialen Leitbahnen bildet die oberflächliche Frontallinie dadurch, indem es keine anatomische Verbindung zwischen den Beinen und dem Oberkörper gibt. Die Verbindung besteht ausschließlich funktionell.

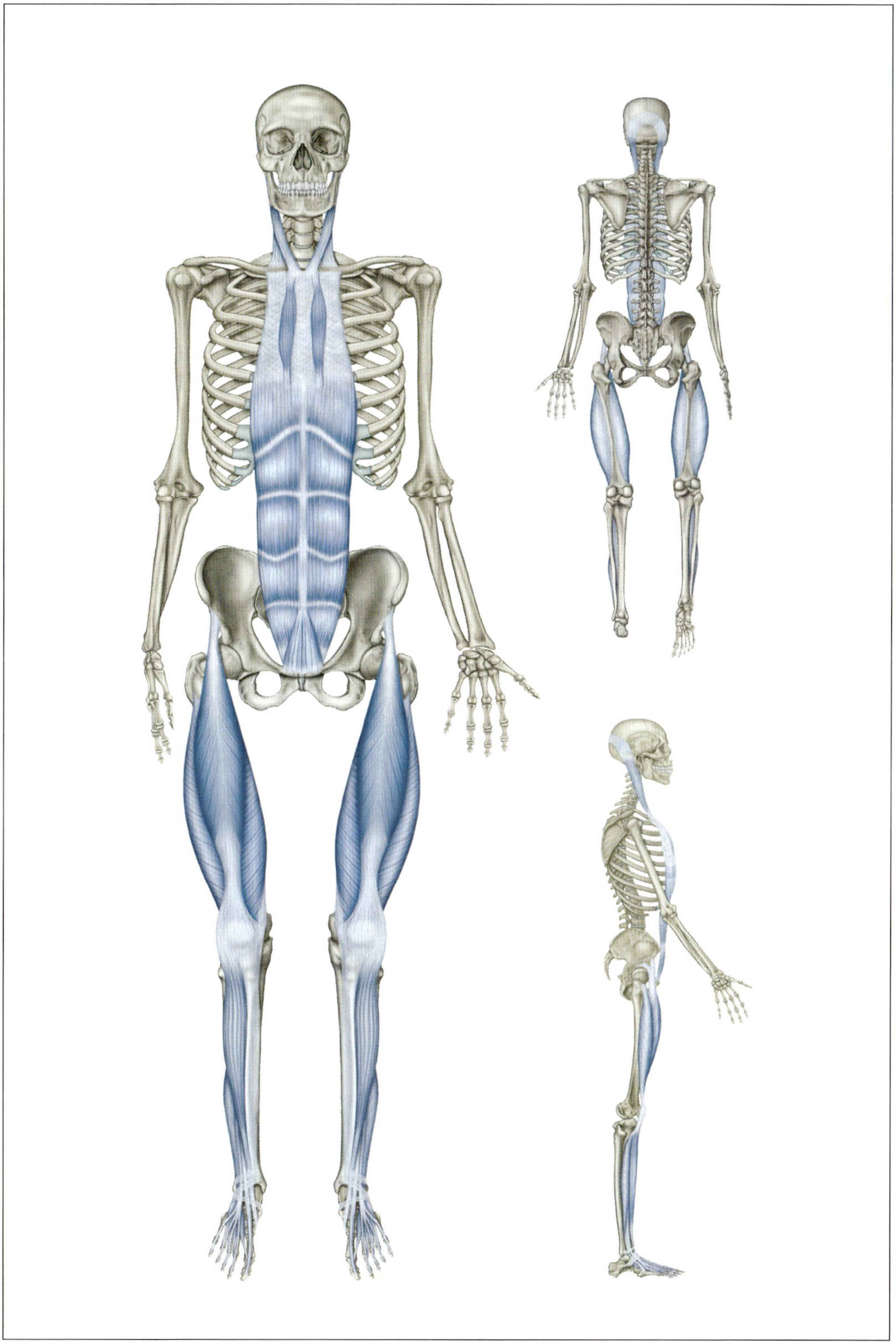

Die tiefe Frontallinie

Auch die tiefe Frontallinie beginnt an den Füßen, wo ihre muskulären Anteile den Fuß nach innen ziehen und eine Anhebung des Fußgewölbes bewirken. Über die kräftigen Adduktoren (ziehen die Beine zusammen) verläuft die tiefe Frontallinie bis zum Becken. Dort besteht eine Verbindung mit Teilen des Beckenbodens. Sie setzt sich in der Tiefe des Rumpfes fort und an der Vorderseite der Wirbelsäule. Im Brustkorb verbindet sich die tiefe Frontallinie mit dem Zwerchfell, dem Lungenfell, der inneren Faszie des Brustkorbes und sogar mit dem Herzen. Im weiteren Verlauf zum Kopf beinhaltet sie die Zungenbeinmuskulatur, die entscheidend zur Stabilisierung der Halswirbelsäule beiträgt. Ebenso sind die Treppenmuskeln des Halses (musculi scaleni) Teil der tiefen Frontallinie. Auch sie stabilisieren den Hals. Zudem heben sie den Brustkorb bei der Einatmung. Verhärtungen in den myofaszialen Strukturen der Treppenmuskeln können zu komplexen Schmerzen, besonders in den Armen führen.

Für den PROFI

Der Iliopsoas (wichtiger Muskel für die Hüftbeugung) ist Bestandteil der tiefen Frontallinie. Die Therapie einer Hyperlordose der LWS (Hohlkreuz) kann durch die Behandlung der tiefen Frontallinie wirkungsvoll unterstützt werden.

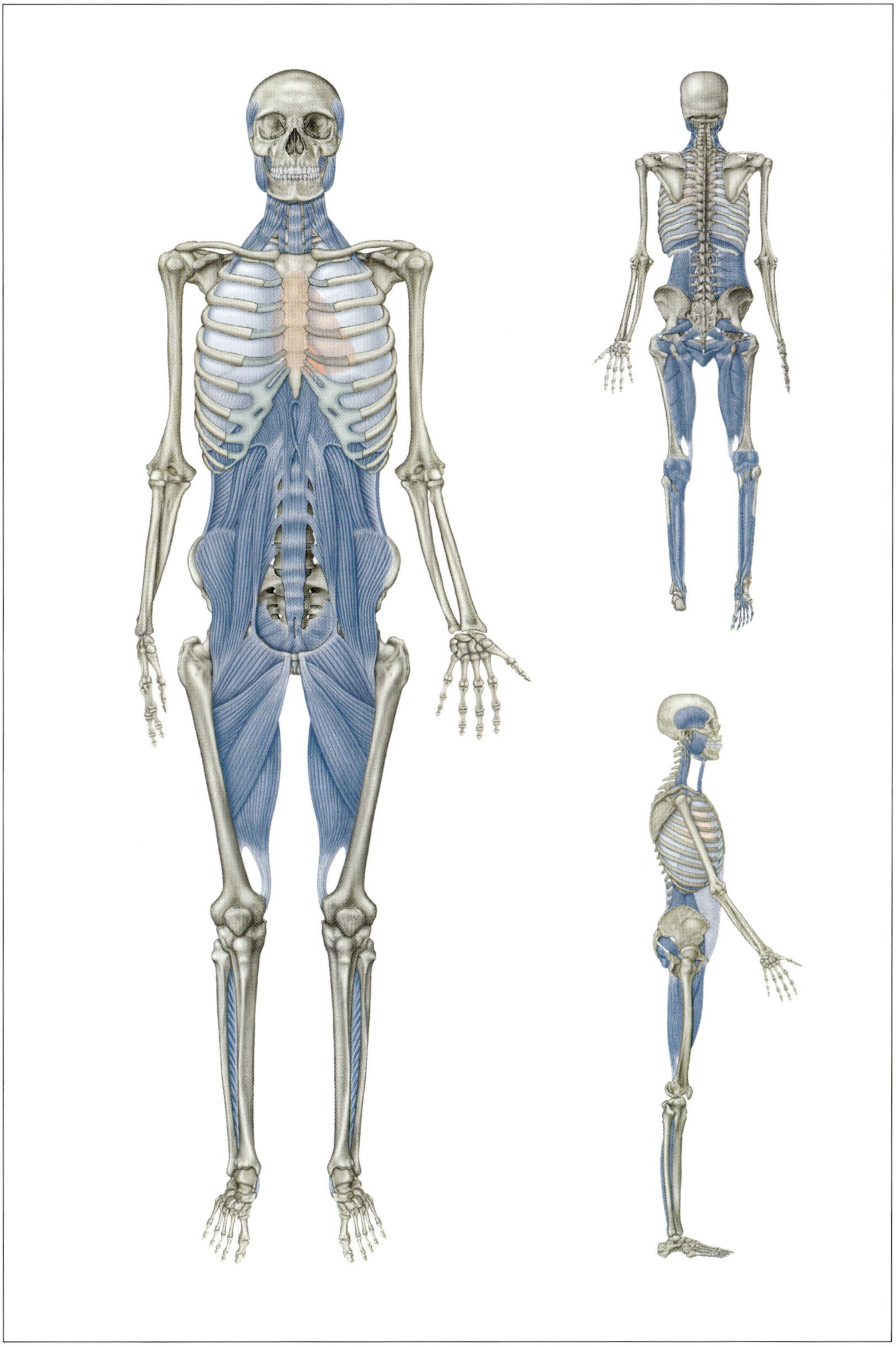

Die Laterallinie

Die Anteile der Laterallinie ziehen die Fußaußenkante hoch, spreizen das Bein nach außen und neigen den Rumpf sowie den Kopf zur Seite. Unter anderem beinhaltet sie die Zwischenrippenmuskeln, unsere wichtigste Atemmuskulatur sowie die seitliche und schräge Bauchmuskulatur. Ab dem Becken verläuft die Laterallinie x-förmig, wie Schnürsenkel bis zum Kopf. Dabei bilden verschiedene Punkte an den Knochen und der Muskulatur quasi die Löcher für die Schnürsenkel. Dieser Verlauf verstärkt die stabilisierende Wirkung. Der vorne vom Rumpf bis zum Hinterhaupt ziehende Kopfwendemuskel (musculus sternocleidomastoideus) ist häufig verhärtet und kann zu hartnäckigen Kopfschmerzen und Ohrenbeschwerden führen.

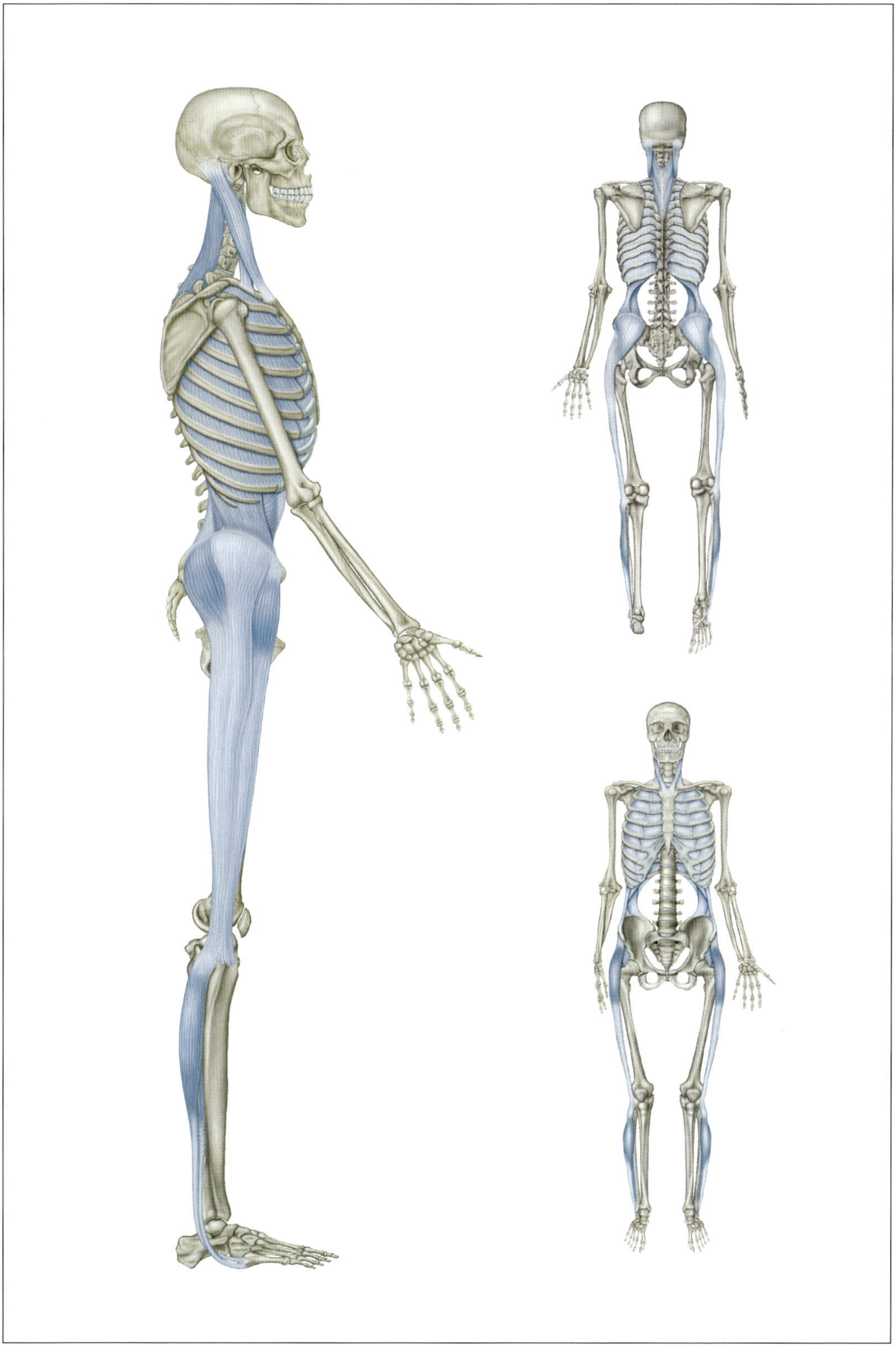

Die Spirallinie

Die Spirallinie beginnt und endet am Hinterhaupt. Beginnend verbindet sie das Hinterhaupt der einen Seite mit dem gegenüberliegenden Schulterblatt, windet sich dann um den Brustkorb, um auf Höhe des Bauchnabels erneut zu kreuzen und zum vorderen Becken zu ziehen. Weiter verläuft die Spirallinie am äußeren Oberschenkel, kreuzt vorne außen am Knie zur Fußinnenseite, um unter dem Fuß zur Fußaußenseite zu laufen. Durch den vorderen Schienbeinmuskel und den seitlich am Unterschenkel liegenden langen Wadenbeinmuskel steht der Fuß wie in einem Steigbügel. Die Spirallinie läuft nun über das Kreuzbein entlang der myofaszialen Strukturen des Rückenstreckers bis zum Hinterhaupt direkt neben den Punkt, an dem die Spirallinie entsprang. Insgesamt hat die Spirallinie eine rotatorische Wirkung auf den Körper.

Für den PROFI Alle myofaszialen Leitbahnen sind selbstverständlich paarig vorhanden. Wobei die oberflächlichen Rückenlinien, die oberflächlichen Frontallinien und die tiefen Frontallinien auch häufig synergistisch (gemeinsam) agieren. Die Spirallinien und die Laterallinien hingegen sind sogar ihre eigenen Antagonisten (funktionelle Gegenspieler).

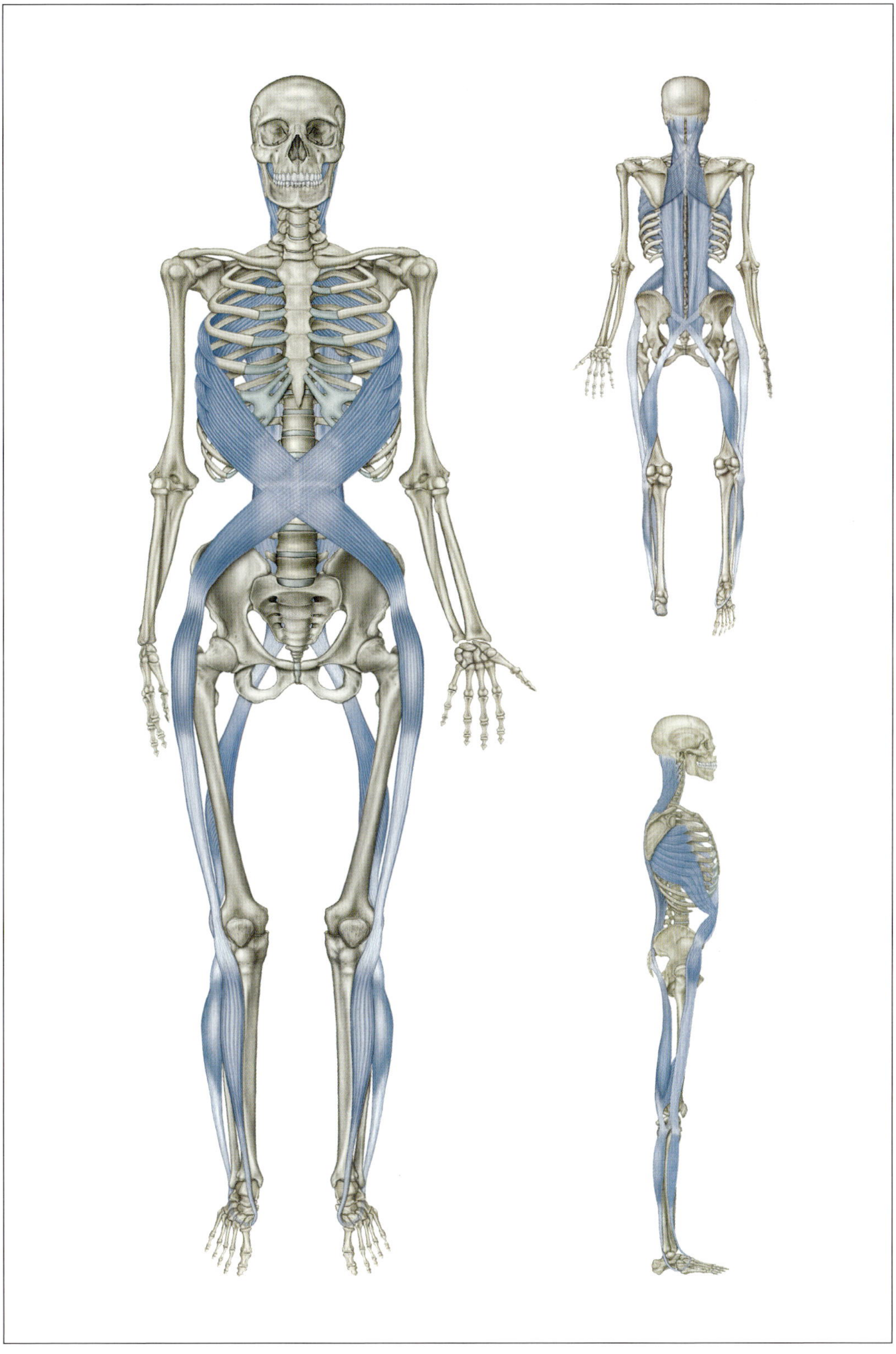

Die Armlinien

Das Zusammenspiel der Armlinien ermöglicht dem Schultergelenk ein Maximum an Mobilität und dennoch ein hohes Maß an Stabilität. Das Schultergelenk ist im menschlichen Bewegungsapparat das muskelgesicherste Gelenk. Wie in keinem anderen Gelenk lassen die faszialen Strukturen sehr viel Beweglichkeit zu und stabilisieren nur wenig. Ist beispielsweise die Schultermuskulatur gelähmt, rutscht der Kopf des Schultergelenks stets aus der Gelenkpfanne. D. h. tatsächlich, das dann das Schultergelenk permanent ausgekugelt ist. Trotz der naturgegebenen großen Schultermobilität kann es zu hartnäckigen Verklebungen kommen, die die Schulterbeweglichkeit stark einschränken. Ebenso verleihen die Armlinien den Händen ihre Geschicklichkeit und erfüllen durch die Arme endlos viele Aufgaben.

Vereinfacht gesagt, spreizen die rückwärtigen Armlinien den Arm vom Körper ab, strecken ihn im Ellbogen, im Handgelenk und in den Fingern. Sie ziehen die Schulterblätter nach hinten und oben. Durch die Ansätze am Hinterhaupt und an der Halswirbelsäule beeinflussen die hinteren Armlinien auch die Kopf- und Halsbewegungen.

Die frontalen Armlinien führen tendenziell den Arm zum Körper hin, beugen im Ellbogen, im Handgelenk und in den Fingern. Sie ziehen die Schulterblätter nach unten und vorne. Bei unterschiedlichen Ausgangspositionen der Arme, können sich die Funktionen der Armlinien verändern. Der große Brustmuskel der oberflächlichen frontalen Armlinie schiebt z. B. sowohl den Arm kraftvoll vom Körper weg (bei Liegestützen) oder zieht ihn je nach Winkel des Schultergelenks ebenso kraftvoll zum Körper hin (beispielsweise beim Klimmzug).

Zuviel Spannung in den vorderen Armlinien zieht unsere Schultern nach vorne und bringt uns in eine ungünstige Körperhaltung. Es muss stets ein Gleichgewicht zwischen den vorderen und hinteren Armlinien bestehen.

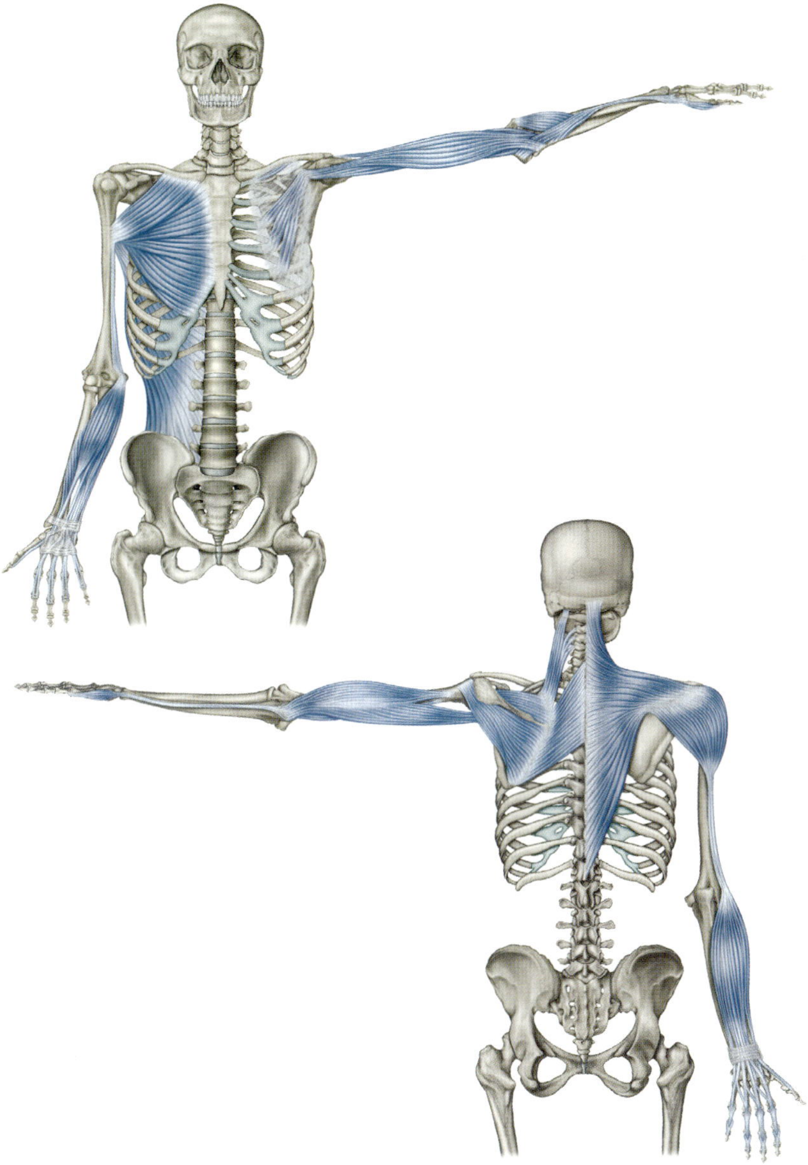

Die funktionellen Linien

Die funktionellen Linien stehen in enger Verbindung mit den Armlinien. Unter den myofaszialen Leitbahnen sind die funktionellen Linien primär auf Bewegung spezialisiert. Sie sind nur wenig an der Körperhaltung beteiligt. In Bewegung arbeiten die funktionellen Linien in komplexer Form zusammen.

Die funktionelle Rückenlinie beginnt mit dem kräftigen Latissimus am Oberarm. Weiterverlaufend durch fasziale Strukturen der Lendenwirbelsäule und des Kreuzbeins wechselt sie auf Höhe des Kreuzbeins zum großen Gesäßmuskel der Gegenseite. Übergehend in den seitlichen Anteil des vierköpfigen Oberschenkelmuskels verläuft sie über die Kniescheibe bis zum Schienbein.

Die funktionelle Frontallinie startet am Oberarm mit dem großen Brustmuskel. Über die Bauchmuskulatur kreuzt die funktionelle Frontallinie am Schambein zum kräftigen Adduktor longus (zieht die Beine zusammen).

Die ipsilaterale funktionelle Linie beginnt ebenfalls am Oberarm mit Teilen des Latissimus. Sie beinhaltet Teile der schrägen Bauchmuskulatur, geht über in den Sartorius (Schneidersitz-Muskel) um an der Innenseite des Schienbeins zu enden.

Für den PROFI Relevante Störungen finden sich für gewöhnlich nicht in den funktionellen Linien. Therapeutisch sollte stets mit den zuvor beschriebenen myofaszialen Leitbahnen gearbeitet werden.

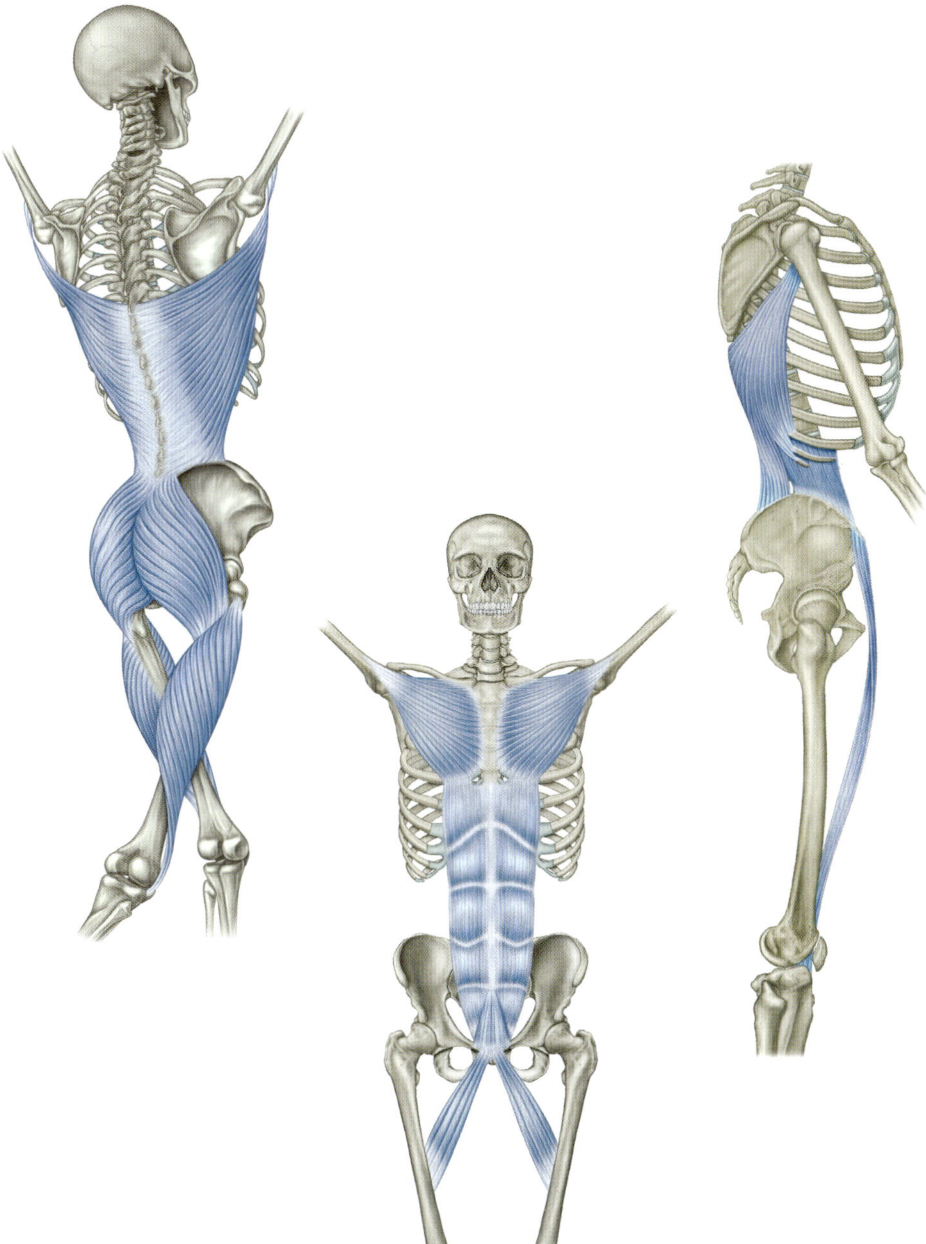

3. FDM, das Fasziendistorsionsmodell nach *Stephen Typaldos*

Nach dem Fasziendistorsionsmodell (FDM) gibt es sechs verschiedene fasziale Störungen. Jede Faszienstörung bzw. Fasziendistorsion hat charakteristische Symptome, wobei die Gestik des Patienten von zentraler Bedeutung ist. Angenommen, ein Patient mit Knieschmerzen kommt zu einem FDM-Therapeut, so wird dieser sehr genau darauf achten, was ihm der Patient zeigt. Streicht er z. B. am Knie entlang einer Linie, zeigt auf einen genauen Punkt oder umfasst er das schmerzende Knie? Auch bestimmte Aussagen des Patienten geben wichtige Hinweise und lassen sich durch gezielte Fragen konkretisieren. Doch meist genügt dem FDM-Therapeut die Gestik.

Genauso klar, wie *Typaldos* die Diagnostik im Fasziendistorsionsmodell definierte, ist auch die Therapievorgabe. Für jede der sechs Fasziendistorsionen gibt es gezielte Techniken, die erlernt werden müssen. Erfahrungsgemäß ist das Triggerband die häufigste Fasziendistorsion. Nach Typaldos sind Triggerbänder Verdrehungen des Fasziengewebes entlang einer bestimmten Linie. Das Symptom ist leichter bis sehr starker Schmerz im Verlauf des Triggerbandes, der sich bei Belastung verstärkt. Oft im gesamten Verlauf, doch auch schmerzhafte Teilstücke sind möglich.

Für den PROFI Wie es der Name schon sagt, ist FDM ein Modell. Klare wissenschaftliche Beweise fehlen noch. Die therapeutischen Erfolge sind jedoch teilweise überwältigend. Leider konnte Steven Typaldos seine Arbeit nicht weiterführen, er starb 2006 im Alter von nur 49 Jahren überraschend an einem Herzinfarkt.

Der FDM-Therapeut behandelt Triggerbänder mit einer bestimmten Daumentechnik. Sie sind überall am Körper möglich. Jedoch gibt es bestimmte Triggerbänder, die immer wieder auftreten. *Typaldos* hat den Verlauf dieser Triggerbänder aufgelistet und definiert.

Bei der Entwicklung der Schwungrichtungen, also der genauen Bewegungsabläufe der faszialen Schwungbewegungen, spielten einige dieser Triggerband-Verläufe eine wichtige Rolle.

1) Das Steißbein-Mastoid-Triggerband

Das Steißbein-Mastoid-Triggerband verläuft vom Steißbein seitlich entlang der Wirbelsäule bis zum Processus Mastoideus, einer knöchernen Vorwölbung, die direkt unter dem Ohr deutlich spürbar ist. Vom Therapeuten wird oft nur ein Teilbereich behandelt, nämlich das Star-Triggerband von der Brustwirbelsäule bis zum Processus Mastoideus und vom Steißbein über die Lendenwirbelsäule das lumbale Triggerband.

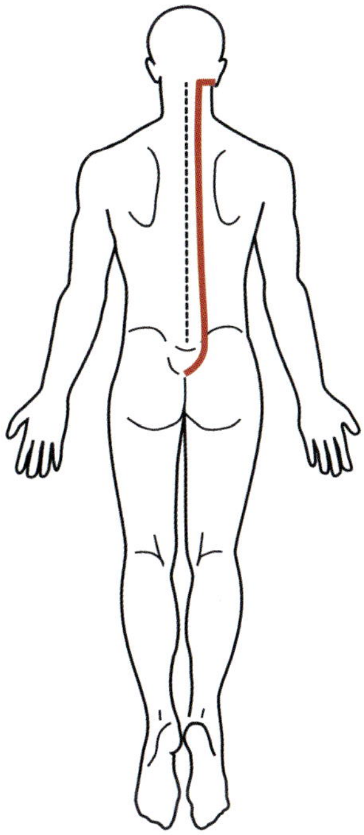

2) Das Schulter-Mastoid-Triggerband

Entsprechend dem Namen verläuft das Schulter-Mastoid-Triggerband von der Schulter oder genauer dem Schulterdach bis zum Processus Mastoideus. Häufige Ursache für die typischen Nackenschmerzen, die auch zum Kopfschmerz werden können.

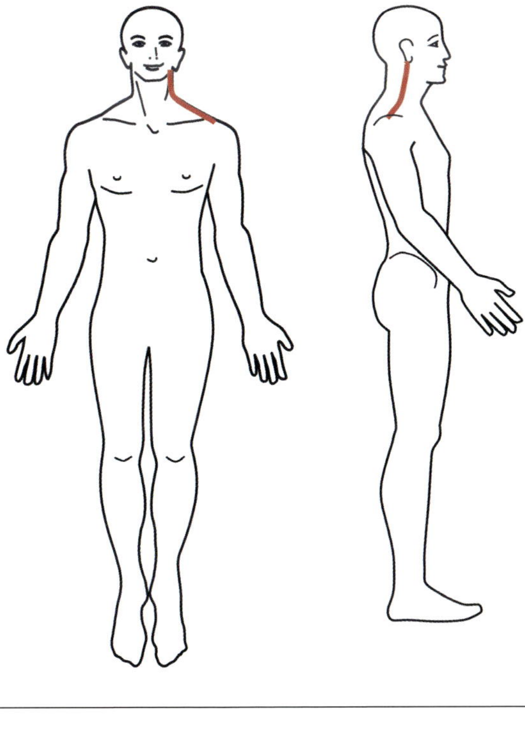

3) Das vordere Arm-Triggerband
Das vordere Arm-Triggerband beginnt kurz unterhalb der Ellenbeuge und zieht dann am vorderen Oberarm über die vordere Schulter und endet am Processus Mastoideus. Schmerzen in der vorderen Schulter haben oft ihre Ursache in diesem Triggerband.

4) Das hintere Arm-Triggerband
Das hintere Arm-Triggerband beginnt unterhalb des Ellbogengelenkes am äußeren Unterarm. Von dort aus verläuft es über den hinteren Oberarm, die hintere Schulter und kreuzt in der oberen Brustwirbelsäule, um am Processus Mastoideus zu enden.

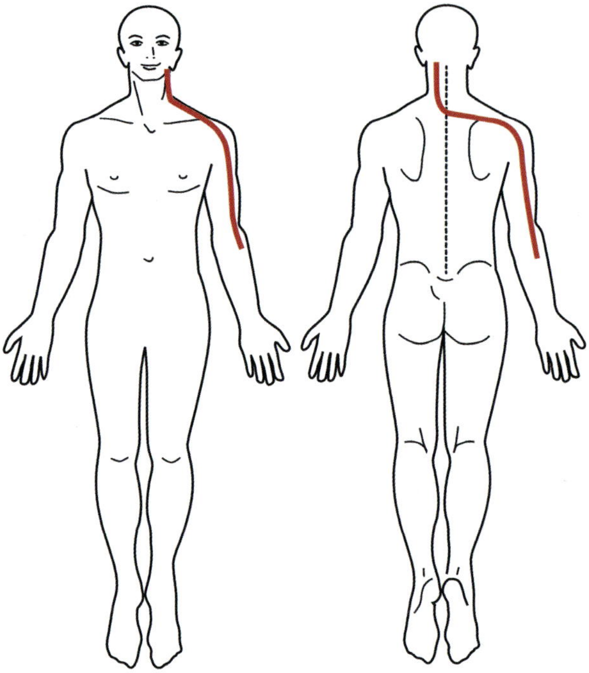

5) Das seitliche Oberschenkel-Triggerband
Beginnend am Steißbein läuft das seitliche Oberschenkel-Triggerband am äußeren Kreuzbeinrand entlang, dann an der hinteren und seitlichen, knöchernen Kante des Beckens, weiter über den spürbaren Hüftknochen oben am Oberschenkel und über den seitlichen Oberschenkel bis kurz unterhalb des seitlichen Kniegelenks. Neben Beschwerden entlang des Verlaufs werden oft auch untere und seitliche Rückenschmerzen erfolgreich an diesem Triggerband behandelt.

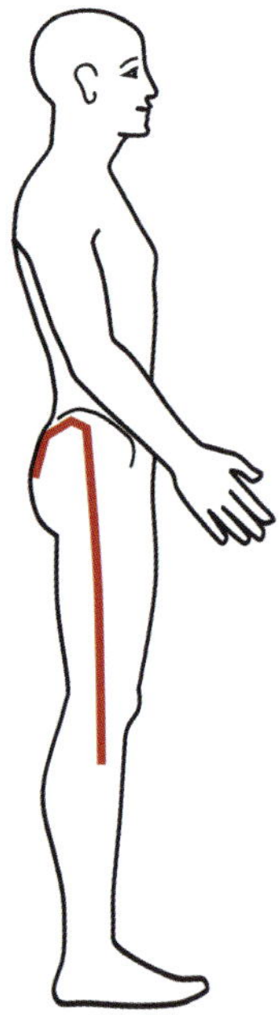

6) Das hintere Oberschenkel-Triggerband
Der Anfang ist wie beim seitlichen Oberschenkel-Triggerband vom Steißbein über den Kreuzbeinrand. Weiter verläuft es in der Mitte des Oberschenkels über die Kniekehle bis zur oberen Wade. Scheinbare Ischias-Beschwerden werden mit diesem Triggerband oft gelindert oder therapiert.

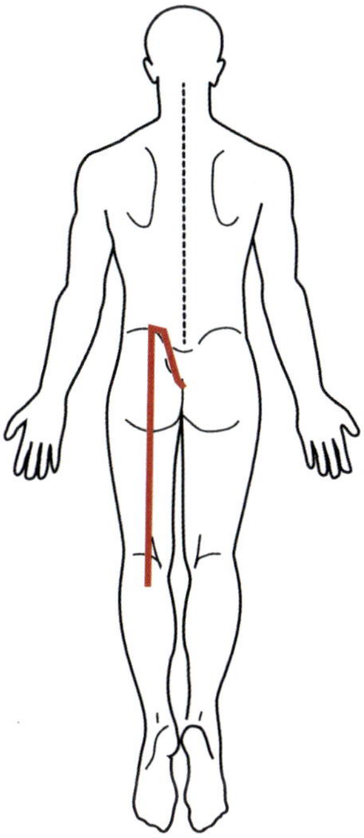

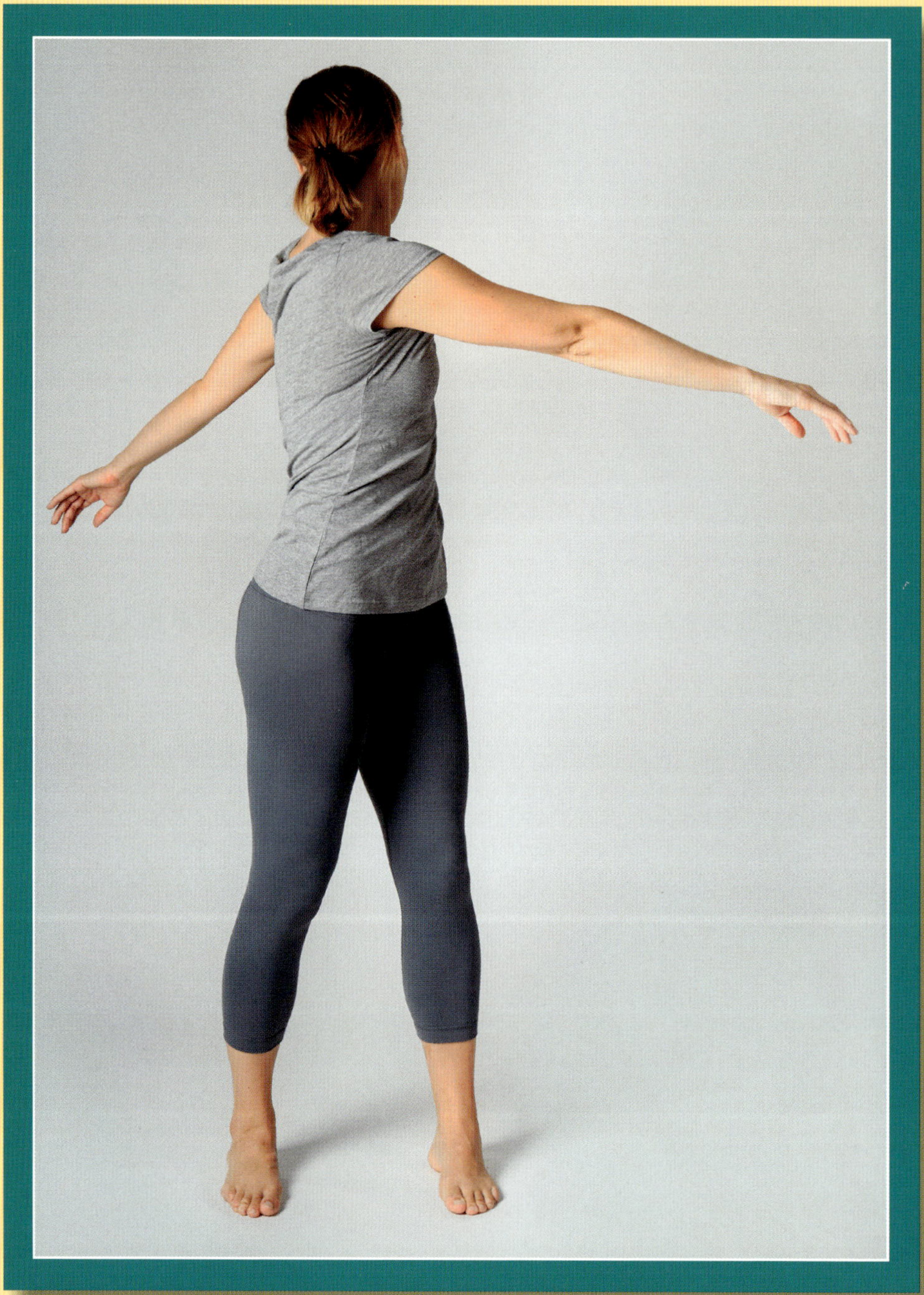

IV.
Die Theorie zu den faszialen Schwungbewegungen

1. Die besondere Wirkung von faszialen Schwungbewegungen

Sie können viel erreichen

Fasziale Störungen können starke Schmerzen, Schwindel, Sensibilitätsstörungen, ein Gefühl von Instabilität oder auch Schwellungen (Ödeme) verursachen. Bewegung ist die beste Eigenleistung, die wir erbringen können, um Störungen in unseren Faszien zu verhindern oder zu kurieren.

Faszien müssen genutzt werden

Doch nicht jede Art von Bewegung hilft gezielt den Faszien. Es bedarf des spezifischen Schlüsselreizes. Jedes Gewebe verfügt über diesen Schlüsselreiz und jedes Organsystem muss sogar in seiner Funktion genutzt werden, um gesund zu bleiben. Unser Muskelsystem, beispielsweise, braucht Muskelspannung, um einen gesunden, aktiven Stoffwechsel aufrecht zu erhalten. Und durch regelmäßiges Ausdauertraining wird eine solide Leistung unseres Herz-Lungen-Systems gefördert. Unserem Bewegungsapparat dienen Faszien durch den faszialen Gummibandeffekt. Als die natürlichen Supergummibänder unseres Körpers verleihen sie uns elastische Stabilität. Bewegungen für unsere Faszien müssen diese Eigenschaft, den Schlüsselreiz, fördern. Die faszialen Schwungbewegungen erfüllen diese Aufgabe optimal. Außerdem folgen alle faszialen Schwungbewegungen bestimmten Bewegungsabläufen.

Sie verbessern und stärken die elastische Stabilität der myofaszialen Leitbahnen, die eine zentrale Rolle bei gesunden, ökonomischen Bewegungen im Sport, aber auch im Alltag spielen. Durch die Bewegungsrichtung haben fasziale Schwungbewegungen einen entspannenden Effekt auf Triggerbänder nach dem Fasziendistorsionsmodell (FDM). Sie können durch Triggerbänder verursachte Schmerzen lindern oder sogar beseitigen. Auch nach einer manuellen FDM-Behandlung festigen fasziale Schwungbewegungen effektiv den Therapieerfolg. Außerdem verbessern fasziale Schwungbewegungen spürbar sowohl die Mobilität als auch die Stabilität aller involvierten Gelenke.

> **Für den PROFI** Natürlich kommt es im Alltag und im Sport nie zur isolierten Anspannung einer myofaszialen Leitbahn. Es entsteht ein synergistisches Zusammenspiel. Dennoch lassen sich isolierte Schwächen und Verkürzungen einzelner myofaszialer Leitbahnen feststellen. Diese können dann durch ein Ungleichgewicht zu komplexen Beschwerden führen. So lohnt es sich immer als Therapeut oder Trainer die myofaszialen Leitbahnen isoliert zu betrachten und auch zu behandeln.

Training für unsere Nerven

Auch unser Nervensystem profitiert erheblich von den faszialen Schwungbewegungen. Körperliche Bewegung wird durch unsere Nerven koordiniert. Ohne sie könnten wir nicht agieren oder reagieren. Bewegung findet immer auf bewusster und unbewusster Ebene statt. Beispielsweise können wir bewusst zu einer Tasse greifen. Fällt diese jedoch vom Tisch, reagieren wir unbewusst, um sie aufzufangen. Bezogen auf Bewegung sind Übungen für die Koordination und das Gleichgewicht die Schlüsselreize für unser Nervensystem. Insbesondere die Beinschwünge trainieren diese Schlüsselreize. Wenn es auch anfangs nicht gelingen mag, ist die Zielsetzung stets eine freistehende Ausführung der Beinschwünge auf dem Standbein. Tatsächlich fällt es vielen Menschen nicht leicht, im Einbeinstand sicher zu stehen. So ist es anfänglich sinnvoll, sich bei den Beinschwüngen festzuhalten. Das klare Ziel ist jedoch, die Übungen freistehend auszuführen. Und

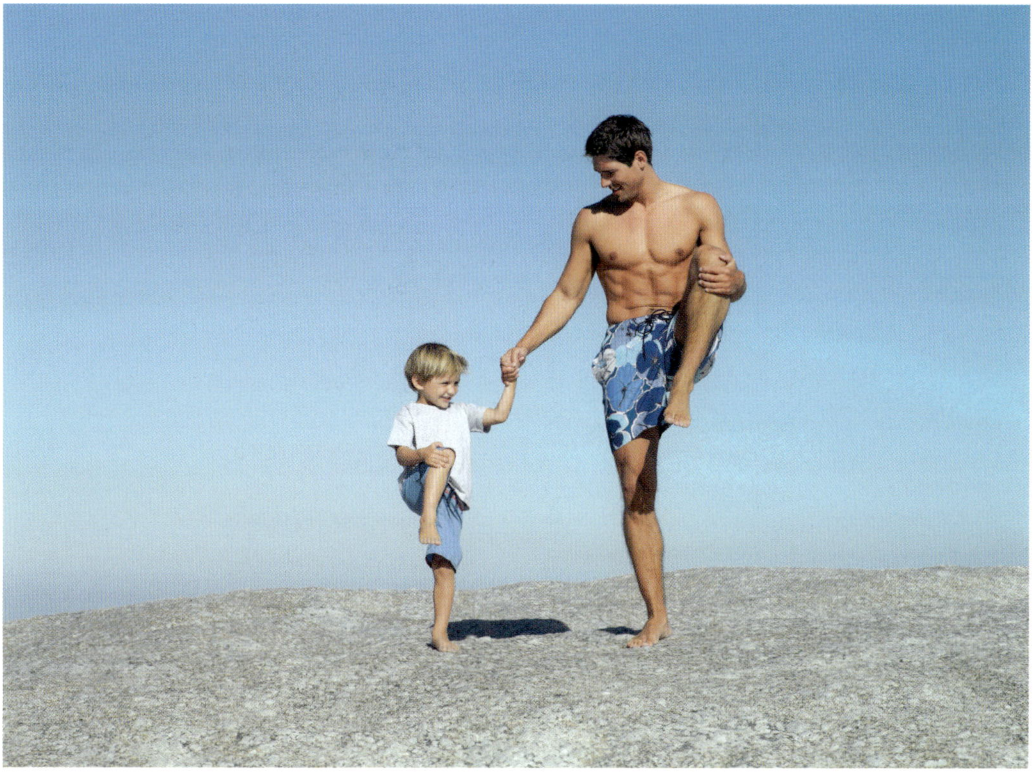

Aktive Kinder stehen wie selbstverständlich auf einem Bein. Doch wir sollten den Einbeinstand bis ins hohe Alter täglich trainieren, um diese Fähigkeit nicht zu verlieren.

es wird gelingen. Der Weg dorthin ist ein hervorragendes Gleichgewichtstraining.

Fasziale Schwungbewegungen sind aktive Prävention

Die Konzentration auf die Ausführung der faszialen Schwungbewegungen fördert die Koordination. Um eine fließend-harmonische Schwungbewegung zu erzeugen, muss die Körperbeherrschung trainiert werden. Allgemein ist Gleichgewichts- und Koordinationstraining für jeden Menschen sehr wichtig. Denn damit betreiben Sie aktiv Unfallprävention. Kommt es mal zu einem falschen Schritt und der Fuß beginnt wegzuknicken, so dass es zu einer Verletzung käme, ist es einerseits die elastische Stabilität gesunder Faszien, die eine Verletzung verhindert. Doch dann ist es die aktive Fuß- und Unterschenkelmuskulatur, die den Fuß in eine stabile Position zurückzieht. Die Reaktionszeit der Muskulatur ist hier von entscheidender Bedeutung. Und wie schnell die Muskulatur reagiert, ist Trainingssache. Zahlreiche Stürze oder auch

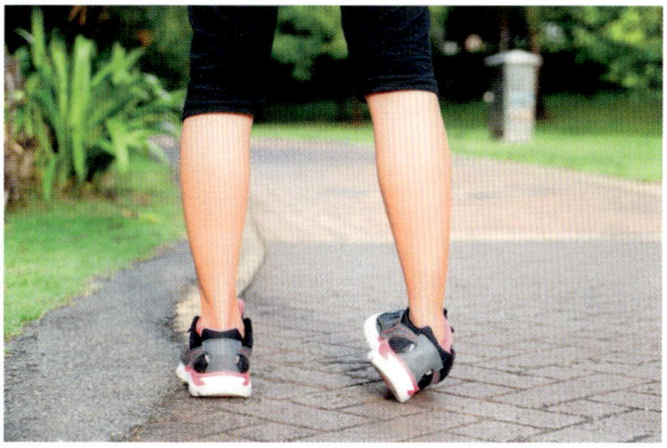

Das Model auf diesem Bild simuliert das Umknicken eines Fußes. Sie hat die Flexibilität. Bei vielen Menschen würde diese Position bereits zu einer Verletzung führen. Gute Beweglichkeit und trainierte Reflexe können dies verhindern.

Haushaltsunfälle ließen sich durch eine trainierte Reaktionsgeschwindigkeit vermeiden. Und in einer Notsituation wird ein koordinativ trainierter Körper stets stabiler stehen oder auch geschickter fallen.

Eine ganz besondere Wirkung

Sie werden die besondere Wirkung der faszialen Schwungbewegungen spüren. Oft verschwinden schon lang bestehende Beschwerden von allein. Sie werden beweglicher, geschickter und verbessern deutlich Ihr Bewegungsgefühl und Ihre Körperwahrnehmung. Und das gilt auch für trainierte Sportler. Fasziale Schwungbewegungen sind eine ideale, sogar ratsame Ergänzung für jede Sportart. Sie können einseitige Belastungen ausgleichen und die Entstehung von faszialen Beschwerden verhindern. Außerdem eignen sich fasziale Schwungbewegungen ebenfalls als »warm up« oder auch als »cool down«, z. B. nach intensivem Krafttraining.

In jeden Bewegungsablauf im Sport und im Alltag ist unser Fasziensystem integriert. Und es spielt, mal mehr und mal weniger, eine wichtige Rolle. Durch die regelmäßige Anwendung der faszialen Schwungbewegungen, bewahren Sie aktiv Ihre Faszien-Gesundheit. Und nur gesunde Faszien gewährleisten gesunde Bewegung.

2. Ausführung der faszialen Schwungbewegungen

Fasziale Schwungbewegungen sind keine geführten Bewegungen. Jedoch versucht der Mensch eine gesehene Bewegungsabfolge zu imitieren, indem er sie aktiv nachahmt. So ähneln die Beinschwünge anfänglich eher Trittbewegungen und die Armschwünge werden zu Wurfbewegungen. Die Bewegungen werden also durch Muskelaktivität unterstützt, zu der es bei den faszialen Schwungbewegungen nicht kommen soll. Als hilfreichen Tipp nutzen Sie die Vorstellung, dass Sie die Schwungextremität (Arm oder Bein) nicht aktiv bewegen können. Versuchen Sie sich von Anfang an auf den Schwungimpuls zu verlassen und dafür ein Gefühl zu entwickeln. Denn im Idealfall leitet der Schwungimpuls alleine die Bewegung ein und hält sie auch aufrecht. Der Schwungimpuls geht meist vom Rumpf aus. Die genaue Beschreibung finden Sie bei den einzelnen faszialen Schwungbewegungen im Kapitel VII. Dort werden sie textlich detailliert dargestellt und eine Bilderserie visualisiert jeweils das Gelesene.

Führen Sie die faszialen Schwungbewegungen idealerweise barfuß oder mit nur leichtem Schuhwerk aus. Planen Sie, je nach Anzahl der faszialen Schwungbewegungen, pro Übungseinheit 8–15 Minuten ein.

Die folgenden Schritte erleichtern es Ihnen, eine fasziale Schwungbewegung zu erlernen:

1. Lesen Sie sich die Beschreibungen in den Kapiteln VI und VII aufmerksam durch.
2. Schauen Sie sich die Bilder genau an und beginnen Sie nachzuschwingen, was Sie sehen.
   Konzentrieren Sie sich auf die korrekte Schwungrichtung.
3. Führen Sie jedoch die fasziale Schwungbewegung anfänglich nur mit dem halben Bewegungsumfang aus.
4. Arbeiten Sie entsprechend mit einem geringen Schwungimpuls.
5. Konzentrieren Sie sich auf die Schwungextremität (Arm oder Bein). In der Schwungextremität sollte keine oder nur eine geringe Muskelspannung entstehen.
6. Entwickeln Sie ein Gefühl für die Bewegung. Spüren Sie, wo die Bewegung hin läuft. Denn jede fasziale Schwungbewegung zieht sich durch den ganzen Körper.
7. Versuchen Sie zu erspüren, wie der Schwungimpuls sein muss, um in die gewünschte Bewegungsrichtung zu schwingen.
8. Beginnen Sie nun, den Schwungimpuls langsam zu verstärken und somit auch das Bewegungsausmaß der faszialen Schwungbewegung langsam zu vergrößern.
9. Schauen Sie erneut auf die Bilder. Verstärken Sie weiter den Schwungimpuls, bis die von Ihnen ausgeführte fasziale Schwungbewegung der auf den Bildern entspricht.
10. Je öfter und routinierter Sie die faszialen Schwungbewegungen ausführen, umso schneller können Sie bei jeder Übungseinheit direkt in den vollen Bewegungsumfang hineinschwingen.

Wenn Sie anfänglich nicht den kompletten Bewegungsumfang, der auf den Bildern der Kapitel VI und VII dargestellt wird, erreichen, ist das normal. Mit der Zeit wird sich Ihre Beweglichkeit verbessern. Fasziale Schwungbewegungen sollen jedoch stets bis zu ihrem individuellen Bewegungsende geschwungen werden. Meist wird das Bewegungsende zweimal erreicht. Jeweils in der Start- und in der Endposition. Sie werden spüren, wie sich Ihre Faszien am Bewegungsende wie Gummibänder spannen und die gespeicherte Energie im Gegenschwung wieder abgeben.

Lassen Sie sich darauf ein, ein Gefühl für die schwunghaften Bewegungen zu entwickeln. Das wichtigste ist tatsächlich stets daran zu denken, die ausgeführte fasziale Schwungbewegung NICHT zu führen. Die Schwungextremität ist möglichst frei von Muskelspannung und einzig der Schwungimpuls versetzt die Schwungextremität in Bewegung und erhält den Bewegungsfluss. Wenn Sie das richtige Feeling entwickelt haben, wird aus dem Schwung ein dynamisch-fließender und wohltuender Bewegungsablauf.

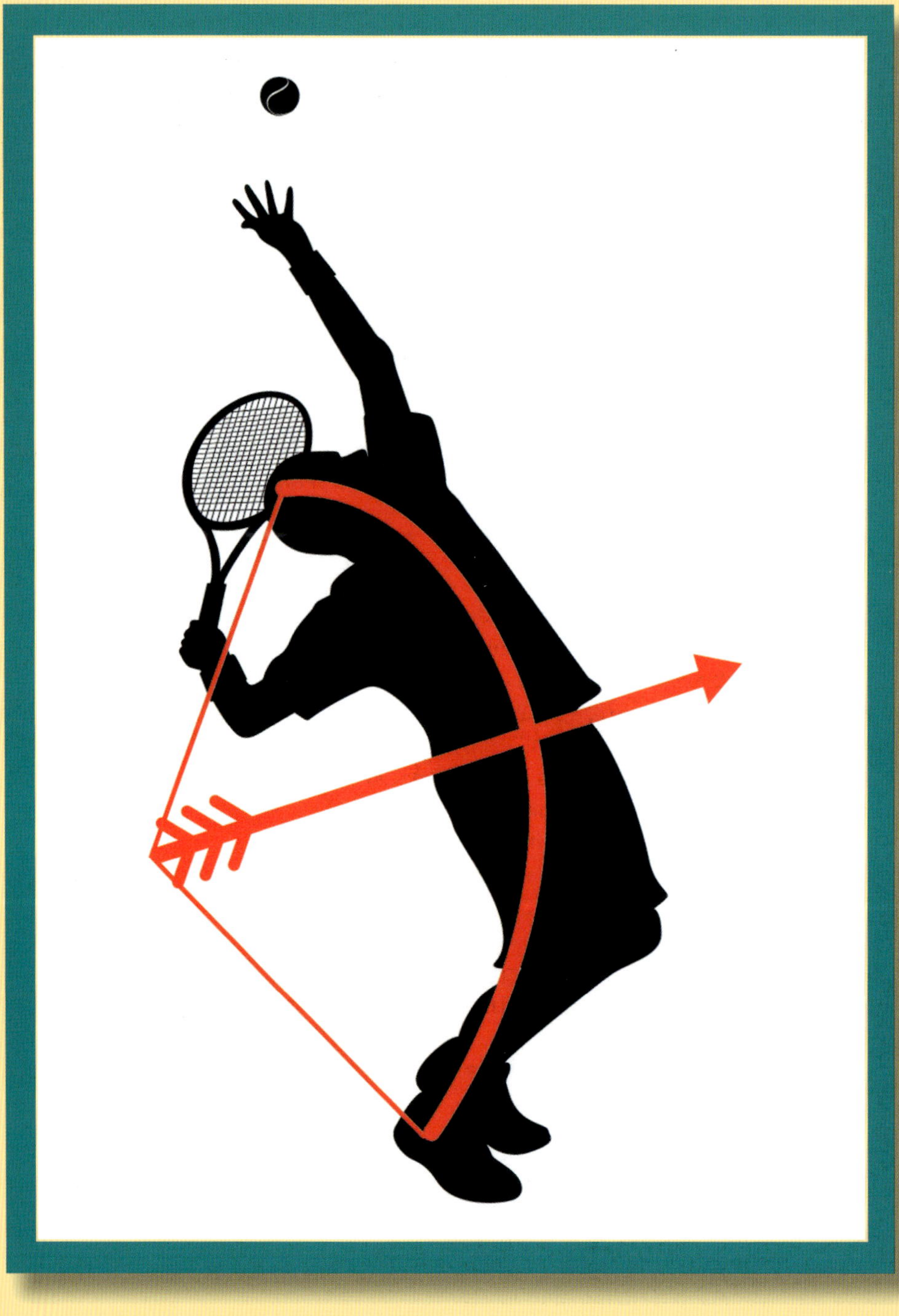

V.
Trainingsmöglichkeiten mit den faszialen Schwungbewegungen

Die Beschreibung der faszialen Schwungbewegungen

Die faszialen Schwungbewegungen werden in den Kapiteln VI *(Die Praxis der faszialen Schwungbewegungen – Schlüsseltests und Übungsphasen)* und VII *(Die Praxis der faszialen Schwungbewegungen – Ausführungen)* textlich detailliert und in Bildern dargestellt. Dabei ist die Bildanzahl je nach Komplexität der faszialen Schwungbewegung unterschiedlich.

In folgenden Einzelpunkten werden die faszialen Schwungbewegungen des Kapitels VII beschrieben:

- **Schwungausführung**

Die Schwungausführung ist eine Beschreibung des exakten Bewegungsablaufs. Die Darstellung in Fotos wird textlich unterstützt.

- **Schwungimpuls**

Der Schwungimpuls beschreibt das für die Ausführung unerlässliche, was allerdings auf den Bildern der Bewegungsabläufe nicht immer klar genug wiedergegeben werden kann. Da die Schwungbewegung keine geführte Bewegung sein soll, ist es erforderlich, den Bewegungsimpuls im Körper selbst zu erzeugen. Wie Sie das erreichen, wird hier beschrieben.

- **Schwungvarianten**

Bereits kleine Veränderungen in der Ausgangsposition oder der Schwungausführung haben einen spürbaren Einfluss auf die Schwungwirkung. Diese Änderungen können minimal, aber auch deutlich sein. Auch die Schwungvarianten werden meist bildlich dargestellt. Nicht jede fasziale Schwungbewegung hat Schwungvarianten.

Ab der Übungsphase 5 (siehe Kapitel VI.3) wird die Anwendung der Schwungvarianten in der regelmäßigen Schwungroutine empfohlen. Jedoch kann auch schon früher mit den Schwungvarianten begonnen werden.

- **Schwungwirkung**

Hier wird der positive Effekt der einzelnen faszialen Schwungbewegungen dargestellt. Die Beschreibung der Schwungwirkung orientiert sich an Kapitel III *(Einflüsse bei der Entwicklung der faszialen Schwungbewegungen)* und steht im engen Zusammenhang mit Kapitel IX *(Ergänzendes Training)*. Es ist für den Laien verständlich geschrieben. Doch auch speziell für Trainer und Therapeuten ist dieser Punkt besonders interessant und aufschlussreich.

Das Konzept der Schlüsseltests

Um bestmögliche Ergebnisse für Ihre Faszien zu erzielen, folgt dieses Buch einem Konzept. Durch die Schlüsseltests im Kapitel VI, die Sie selbstständig durchführen können, werden Stärken und Schwächen in der Beweglichkeit erfasst. Defizite in der Beweglichkeit weisen auf fasziale Schwächen hin.

Jeder Test ist der Schlüsseltest zu einer faszialen Schwungbewegung. 10 fasziale Schwungbewegungen und 10 passende Schlüsseltests. Zu jedem Schlüsseltest werden Ihnen vier mögliche Ergebnisse angegeben. Dabei ist »A« das beste und »D« das schlechteste Ergebnis. Je besser das Ergebnis eines Schlüsseltests, umso leichter wird Ihnen die Ausführung der dazugehörigen faszialen Schwungbewegung fallen. Das Training mit den faszialen Schwungbewegungen ist in 5 Übungsphasen unterteilt. Ihre individuellen Ergebnisse der Schlüsseltests bilden die Basis.

Schwingen ohne die Schlüsseltests

Selbst erfahrenen Sportlern wird empfohlen, mit den Schlüsseltests zu arbeiten. Ohne Schlüsseltests wird oft nicht bemerkt, wenn sich eine Schwäche einschleicht.

Dennoch können Sie natürlich auch einfach »drauflos schwingen«. Zum besseren Verständnis einer faszialen Schwungbewegung lesen Sie jedoch bitte den Abschnitt *»Ausführungen der faszialen Schwungbewegungen«* im Kapitel IV.2.

Beim Training ohne die Schlüsseltests werden alle Schwünge verwendet. Wie hier dargestellt, werden diese auf drei Tage verteilt. Am vierten Tag wird pausiert. Dann beginnen Sie wieder mit Tag 1.

Tag 1: Die Armschwünge
Tag 2: Die Rumpfschwünge
Tag 3: Die Beinschwünge
Tag 4: Pause

Führen Sie die faszialen Schwungbewegungen nach dem System eines Zirkeltrainings durch. Machen Sie insgesamt drei Durchgänge mit 15 Wiederholungen pro Schwung und pro Körperseite. Orientieren Sie sich an der im Buch beschriebenen Reihenfolge. Die Beinschwünge am Tag 3 beginnen Sie beispielsweise mit dem klassischen Beinschwung und enden mit dem Beinüberschlag. Das entspricht dann einem Durchgang, von denen Sie drei durchführen.

Auf- und Abwärmen beim Sport
Fasziale Schwungbewegungen eignen sich ideal zum Auf- und Abwärmen beim Sport.

Führen Sie das Auf- und Abwärmen mit allen 10 faszialen Schwungbewegungen des Kapitels VI in Form eines Zirkeltrainings durch. Orientieren Sie sich an der Reihenfolge, in der die faszialen Schwungbewegungen im Buch beschrieben sind. Machen Sie 10 Wiederholungen und zwei Durchgänge pro Schwung und pro Körperseite. Beginnen Sie mit dem doppelten Armschwung (die erste fasziale Schwungbewegung im Buch) und beenden Sie einen Durchgang mit dem Beinüberschlag (die zehnte fasziale Schwungbewegung im Buch). Im zweiten Durchgang beginnen Sie dann wieder mit dem doppelten Armschwung. Natürlich kann es nicht schaden, einen dritten oder vierten Durchgang auszuführen. Oder sich vor einem Fußballspiel den Beinschwüngen intensiver zu widmen. Je nach sportlicher Intensität bleibt es natürlich ratsam, sich zusätzlich sportartspezifisch zu erwärmen.

Probieren Sie es aus. Es lohnt sich, vor und nach einer sportlichen Betätigung die faszialen Schwungbewegungen wie hier beschrieben durchzuführen.

Die Schlüsseltests lohnen sich immer
Auch wenn Sie schon einige Zeit ohne die Schlüsseltests mit den faszialen Schwungbewegungen trainieren und bereits eine gewisse Routine entwickelt haben, ist es immer möglich und auch empfehlenswert, die Schlüsseltests doch noch einzubauen. Verkürzen Sie in diesem Fall die Übungsphasen 2–4 auf jeweils ca. 2 Wochen und folgen dann dem regelmäßigen Update der Übungsphase 5.

Es gibt keine strengen Regeln
Die Reihenfolge unterliegt keiner strengen Regelung. Sie können sich nicht schaden, wenn Sie die Reihenfolge ändern. Es ist lediglich eine Empfehlung und basiert darauf, dass Sie von den leichteren zu den schwereren Schwüngen übergehen.

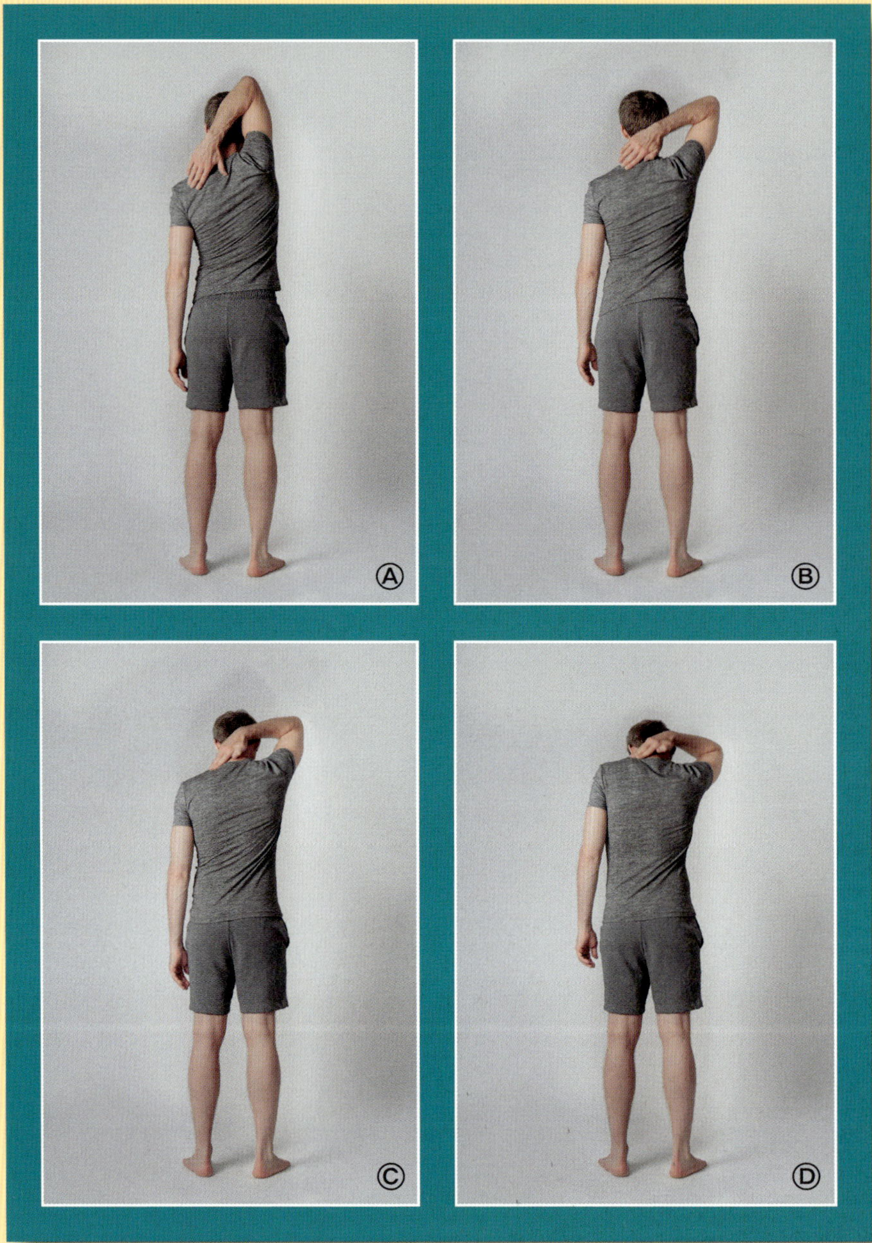

A
B
C
D

VI.
Die Praxis der faszialen Schwungbewegungen –
Schlüsseltests und Übungsphasen

1. Die Schlüsseltests

Führen Sie die Schlüsseltests aufmerksam durch. Manche Unterschiede sind nur minimal. Auch auf den Bildern ist der Unterschied zwischen A und B, B und C sowie C und D oft kaum erkennbar. Doch wenn Sie die Beschreibung und die Bilder exakt studieren, werden Sie die Unterschiede erkennen. Sollte bei Ihnen in der Durchführung der einzelnen Schlüsseltests ein deutlicher Unterschied zwischen Ihrer rechten und linken Körperseite bestehen, zählt in der Bewertung die schlechtere Körperseite.

Viel Spaß bei der Durchführung!

(1) Schlüsseltest für den doppelten Armschwung

Legen Sie den Kopf in den Nacken und schauen Sie hoch. Ihr Kopf ist nun nach hinten geneigt. Legen Sie Ihre Handflächen über dem Kopf aneinander. Die Daumen liegen an. Jetzt beugen Sie Ihre Ellbogen, bis Sie mit den Daumengelenken die Mitte ihres Nackens berühren. Der Blick bleibt nach oben gerichtet.

A. Es fällt Ihnen nicht schwer, Ihre Arme weit genug nach oben und hinten zu führen und mit den Daumen Ihren Nacken zu berühren.

B. Sie erreichen die Position, können jedoch den Kopf nicht weiter nach hinten neigen, sondern müssen ihn gerade einstellen.

C. Sie erreichen die Position nur, wenn Sie den Kopf senken.

D. Wenn Sie die Arme nach hinten führen, können Sie die Handflächen nicht aneinander halten. Außerdem müssen Sie den Kopf weit nach vorne legen. Letztendlich können Sie die Position nicht einnehmen.

Sollte ein deutlicher Unterschied zwischen rechts und links bestehen, markieren Sie bitte hier die schlechtere Körperseite:

◯ **rechts** ◯ **links**

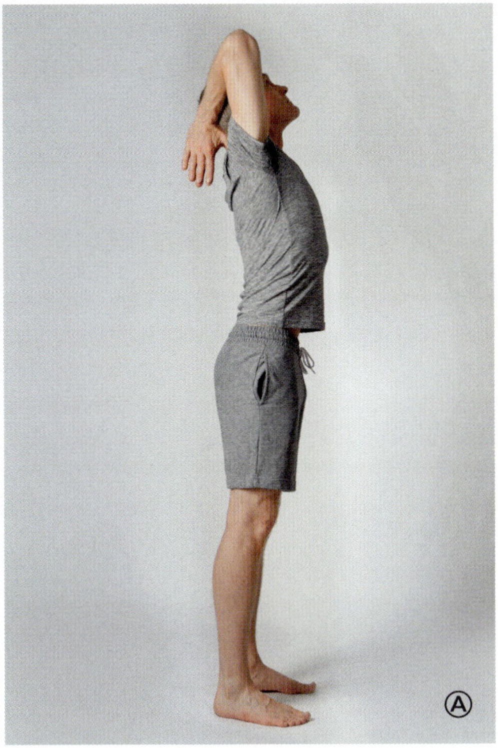
A

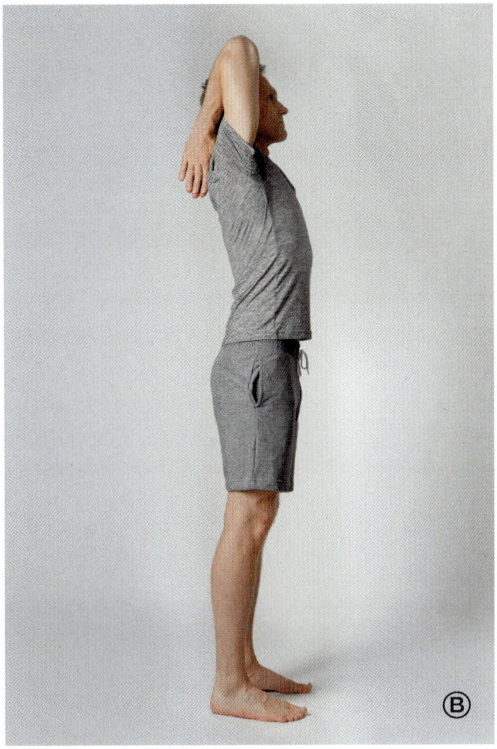
B

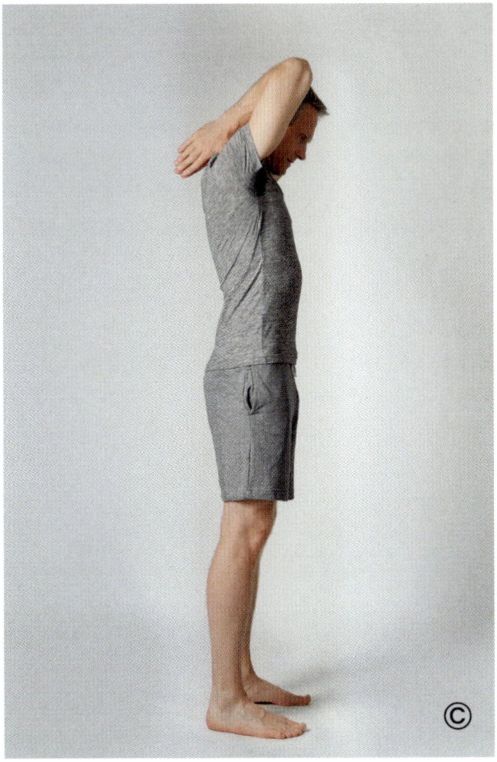
C

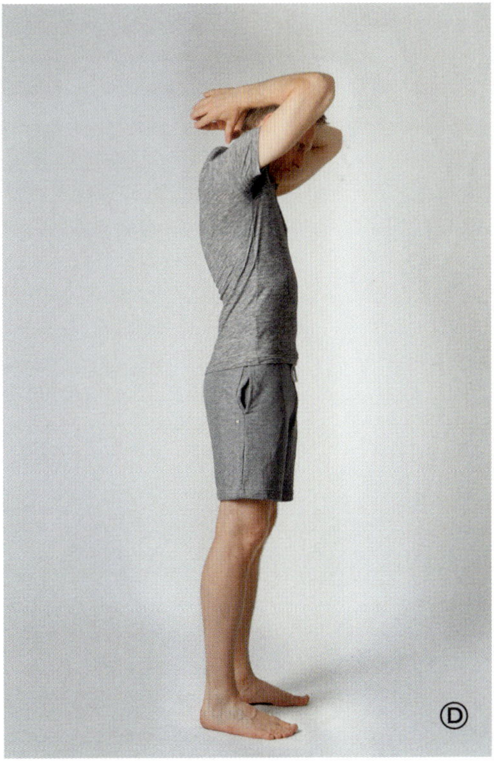
D

(2) Schlüsseltest für den gekreuzten Armschwung

Stehen Sie schulterbreit. Greifen Sie vor dem Körper mit dem rechten Arm an die linke Schulter. Drücken Sie nun mit dem linken Arm gegen den rechten Arm, so dass im Idealfall der rechte Oberarm unterhalb ihres Kinns am Hals anliegt.

A. Es fällt Ihnen leicht, diese Position einzunehmen. Sie konnten sich auch schon immer »selber umarmen«.

B. Sie können diese Position einnehmen, müssen jedoch kräftig nachschieben.

C. Sie erreichen die linke Schulter, können jedoch nur wenig nachschieben. Die Position fällt Ihnen schwer.

D. Sie können die linke Schulter nur durch nachschieben erreichen. Die Position ist unangenehm.

Wiederholen Sie den Test mit dem linken Arm.

Sollte ein deutlicher Unterschied zwischen rechts und links bestehen, markieren Sie bitte hier die schlechtere Körperseite:

○ **rechts** ○ **links**

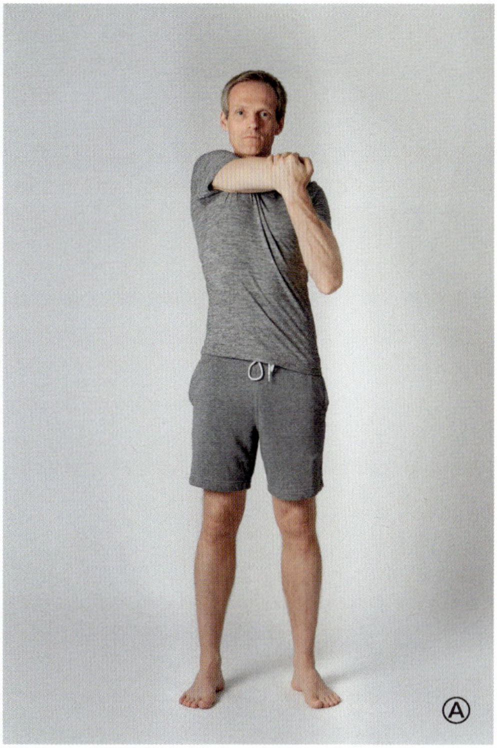
A

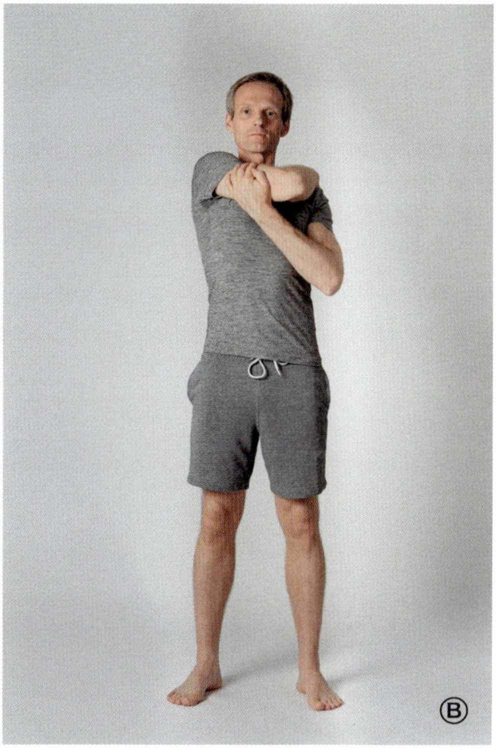
B

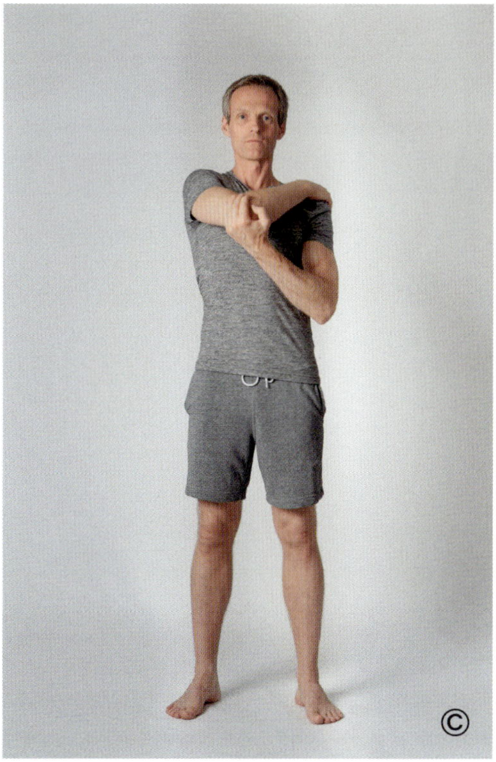
C

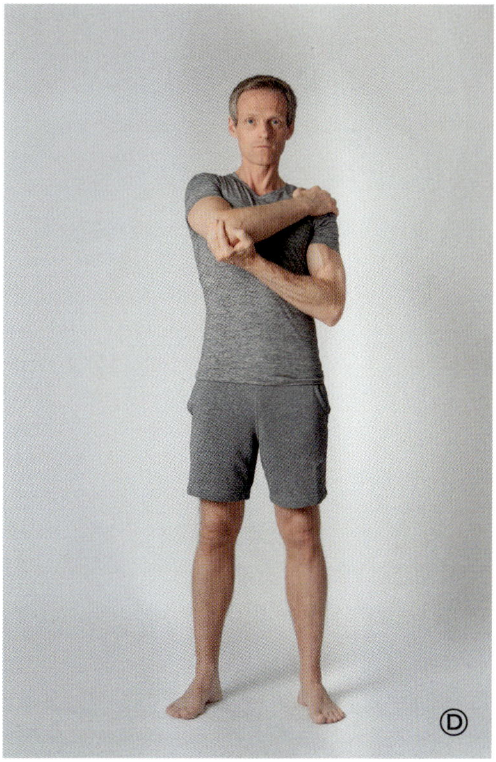
D

(3) Schlüsseltest für den seitlichen Armschwung

Stehen Sie schulterbreit. Der Kopf ist gerade. Greifen Sie nun hinter dem Kopf mit den Fingerspitzen der rechten Hand an das linke, obere Schulterblatt. Ziehen Sie die linke Schulter nicht hoch und neigen Sie den Kopf nicht nach vorne.

A. Es gelingt Ihnen ohne Schwierigkeiten, diese Position einzunehmen.

B. Sie können mit den rechten Fingerspitzen nicht das linke Schulterblatt berühren. Sie erreichen jedoch die halbe Strecke, also zwischen Hals und linkem Schultergelenk.

C. Sie können die Position zwischen Hals und linkem Schultergelenk nur erreichen, wenn Sie den Kopf nach vorne neigen.

D. Sie können die Position zwischen Hals und linkem Schultergelenk nur erreichen, wenn Sie den Kopf nach vorne neigen und die linke Schulter der rechten Hand entgegenbewegen.

Wiederholen Sie den Test für die linke Körperseite.

Sollte ein deutlicher Unterschied zwischen rechts und links bestehen, markieren Sie bitte hier die schlechtere Körperseite:

◯ **rechts** ◯ **links**

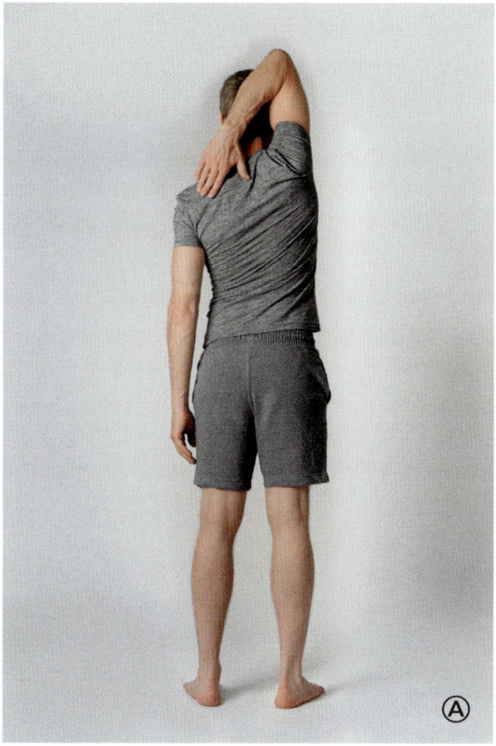

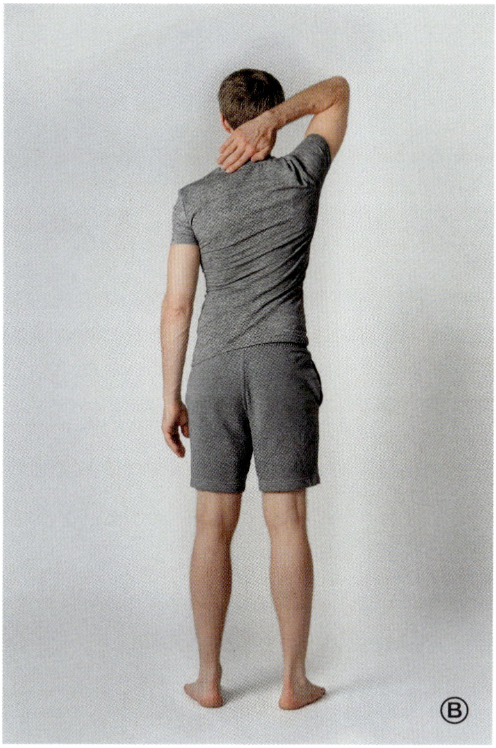

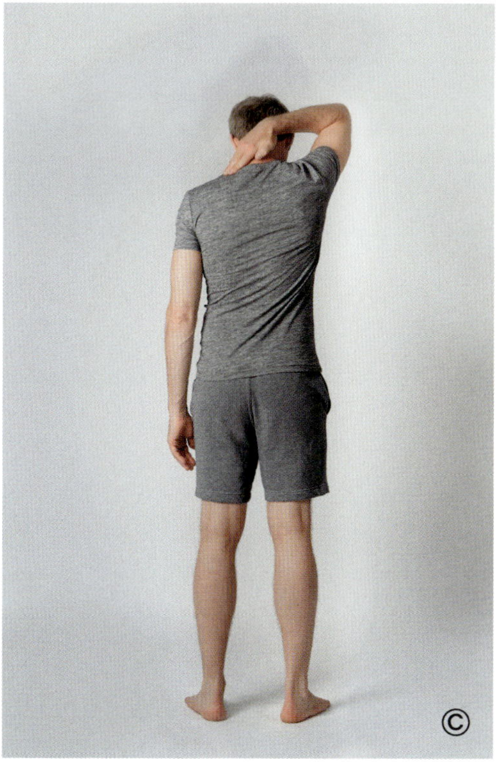

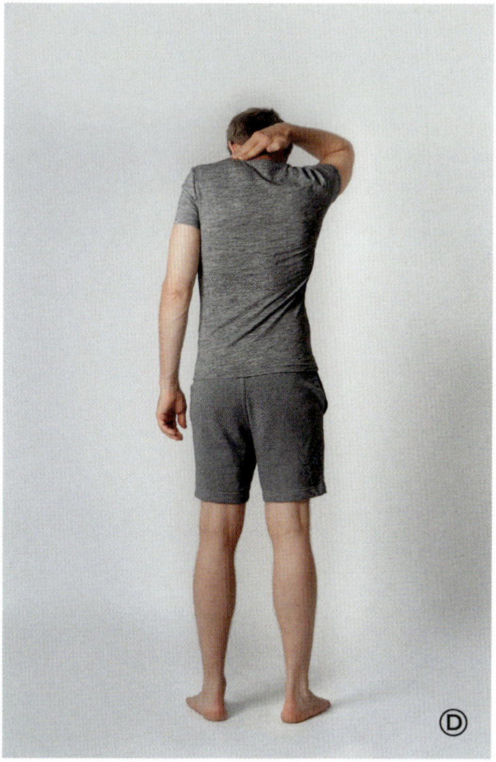

(4) Schlüsseltest für die Armschleuder

Der Schürzengriff testet die Innenrotation im Schultergelenk. Der Name kommt ursprünglich vom Zubinden einer Schürze auf dem Rücken.

Bewegen Sie den linken Arm auf dem Rücken so weit wie möglich nach oben. Gerade so, als wenn sie versuchen, ihren Hinterkopf zu erreichen.

A. Sie können den Arm weit nach oben führen. Es fiel Ihnen nie schwer, sich auf dem Rücken zu kratzen oder sogar einzucremen.

B. Sie können den Arm auf dem Rücken nach oben führen, jedoch nur bis etwa zur Mitte des Rückens.

C. Sie können den Arm auf den Rücken legen, jedoch nicht nach oben führen.

D. Sie erreichen mit dem Handrücken gerade mal das Kreuzbein.

Wiederholen Sie den Test mit dem rechten Arm.

Sollte ein deutlicher Unterschied zwischen rechts und links bestehen, markieren Sie bitte hier die schlechtere Körperseite:

○ **rechts** ○ **links**

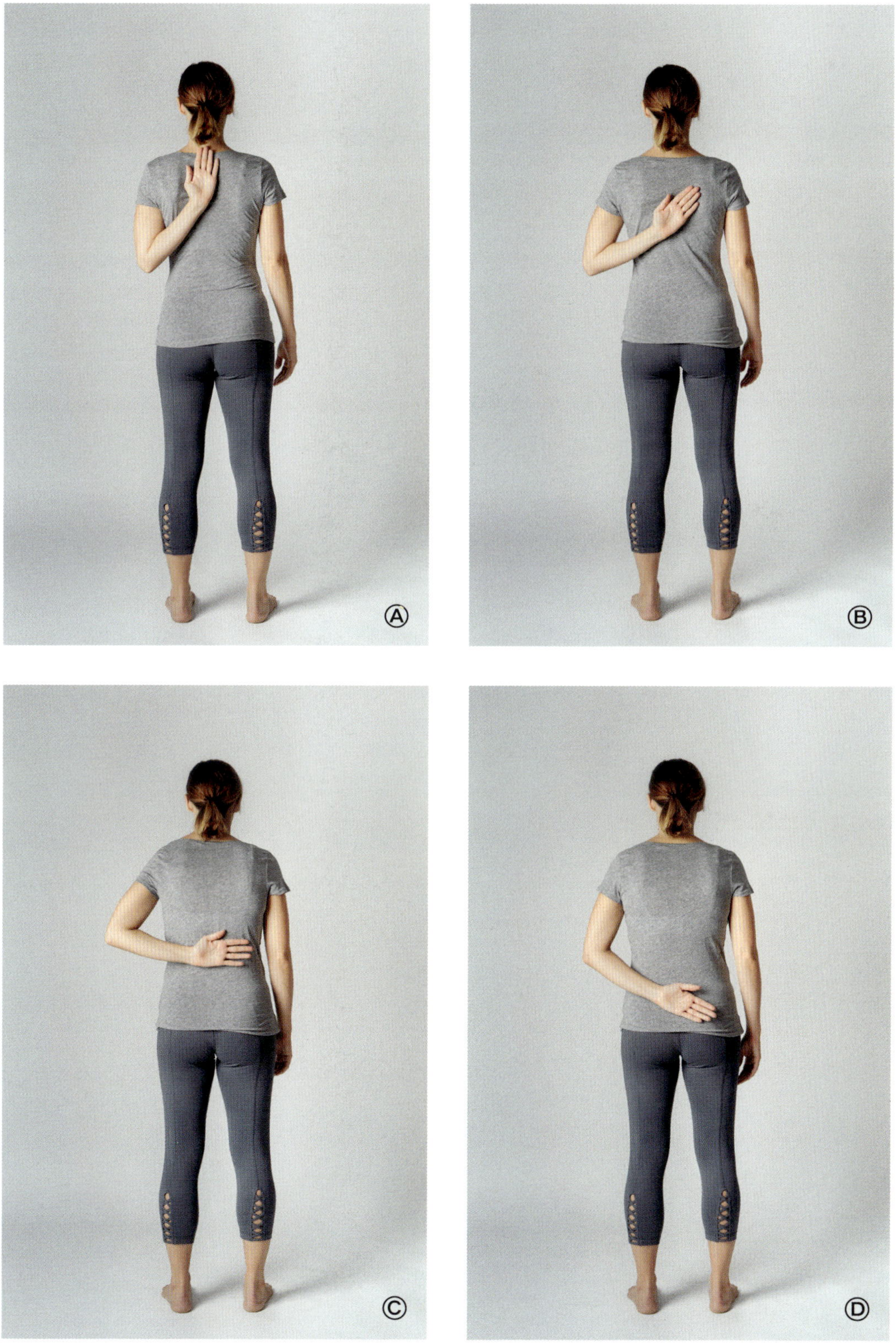
A
B
C
D

(5) Schlüsseltest für den Aufrichter

Legen Sie sich auf den Rücken und stellen Sie die Beine auf. Die Knie haben einen Winkel von etwa 90°. Die Arme liegen etwa 90° vom Körper abgewickelt. Auch die Ellbogen sind um 90° gebeugt. Die Handflächen zeigen zur Decke. Nun schieben Sie die Arme langsam kopfwärts, bis die Ellbogen gestreckt sind und die Oberarme die Ohren berühren. Während der Bewegung sollen die Arme den Bodenkontakt nicht verlieren. Achten Sie darauf, dass kein Hohlkreuz entsteht.

A. Sie können die Bewegung ausführen und die Endposition bequem einnehmen.

B. Es fällt Ihnen schwer, die Arme während der Bewegung am Boden zu halten. Auch die Endposition können Sie zwar einnehmen, jedoch nur mit Schwierigkeiten. Es entsteht ein leichtes Hohlkreuz.

C. Bereits die Startposition einzunehmen fällt Ihnen schwer. Bei der Bewegung verlieren Ihre Arme den Bodenkontakt. In der Endposition bekommen Sie die Arme kaum auf den Boden. Es entsteht ein starkes Hohlkreuz.

D. Sie können die Startposition nicht einnehmen und ihr Kopf liegt in Überstreckung (um auf dem Rücken liegen zu können, benötigen Sie stets mehrere Kissen). Während der Bewegung sind die Arme deutlich vom Boden entfernt. Sie können die Endposition nicht einnehmen.

Sollte ein deutlicher Unterschied zwischen rechts und links bestehen, markieren Sie bitte hier die schlechtere Körperseite:

◯ **rechts** ◯ **links**

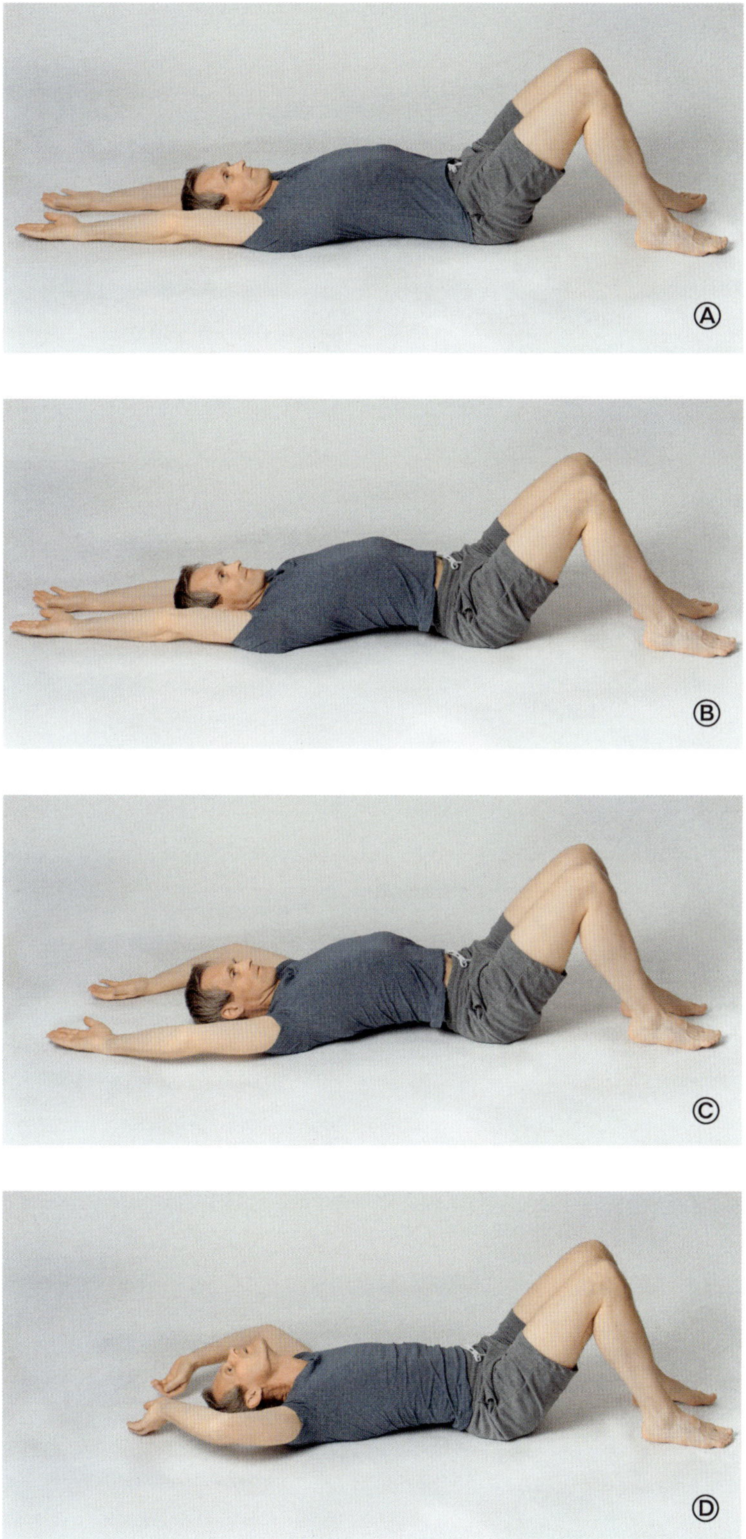
A
B
C
D

(6) Schlüsseltest für die halbe Rumpfbeuge

Stellen Sie die durchgestreckten Beine eng zusammen und beugen Sie sich nach vorne, bis die Finger den Boden berühren. Lassen Sie dabei den Kopf locker hängen.

A. Ohne Anstrengung können Sie diese Position einnehmen. Der Oberkörper hängt entspannt nach vorne und die Finger berühren ohne Probleme den Boden.

B. Nur mit Anstrengung erreichen Sie mit den Fingerspitzen den Boden. Auch den Kopf können Sie nicht entspannt hängen lassen.

C. Sie können mit den Fingerspitzen nicht den Boden berühren. Es fehlen weniger als 15 cm.

D. Sie können mit den Fingerspitzen nicht den Boden berühren. Es fehlen mehr als 15 cm.

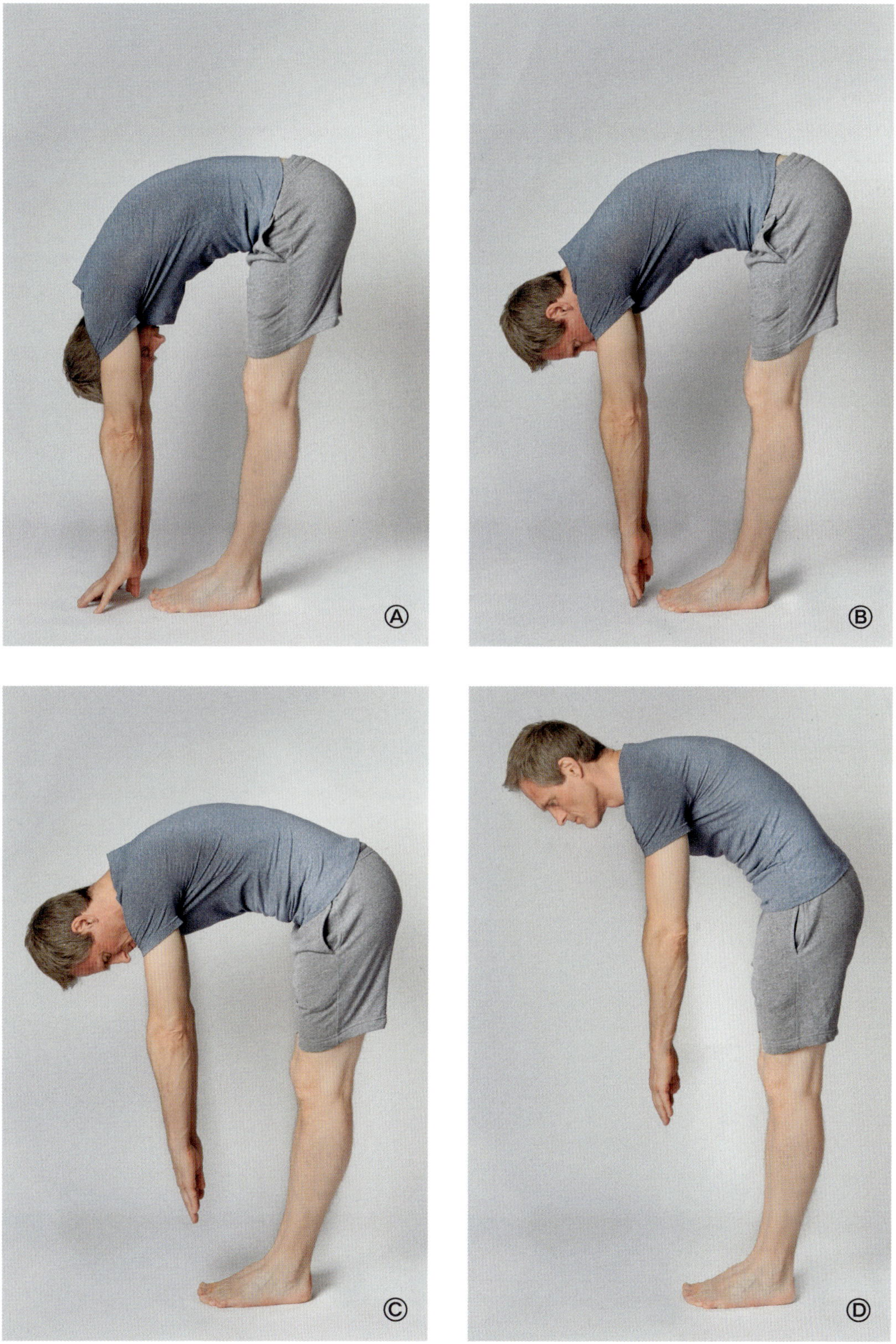
A
B
C
D

(7) Schlüsseltest für die seitliche Rumpfbeuge

Stehen Sie aufrecht, etwa hüftbreit. Neigen Sie sich nun zur rechten Seite und versuchen Sie, soweit wie möglich mit der rechten Hand am rechten Oberschenkel herunter zu fahren. Beachten Sie eine reine Seitneigungsbewegung auszuführen und nicht den Oberkörper zu verdrehen oder sich nach hinten oder nach vorne zu lehnen.

A. Sie können sich leicht zur Seite neigen und kommen mit der Hand tiefer als ihr Knie.

B. Sie können sich zur Seite neigen und erreichen mit der Hand das Knie.

C. Sie können sich zur Seite neigen, erreichen jedoch nicht das Knie.

D. Sie können sich nur wenig zur Seite neigen. Außerdem ist es eine unangenehme Bewegung.

Wiederholen Sie den Test mit der linken Körperseite.

Sollte ein deutlicher Unterschied zwischen rechts und links bestehen, markieren Sie bitte hier die schlechtere Körperseite:

○ **rechts** ○ **links**

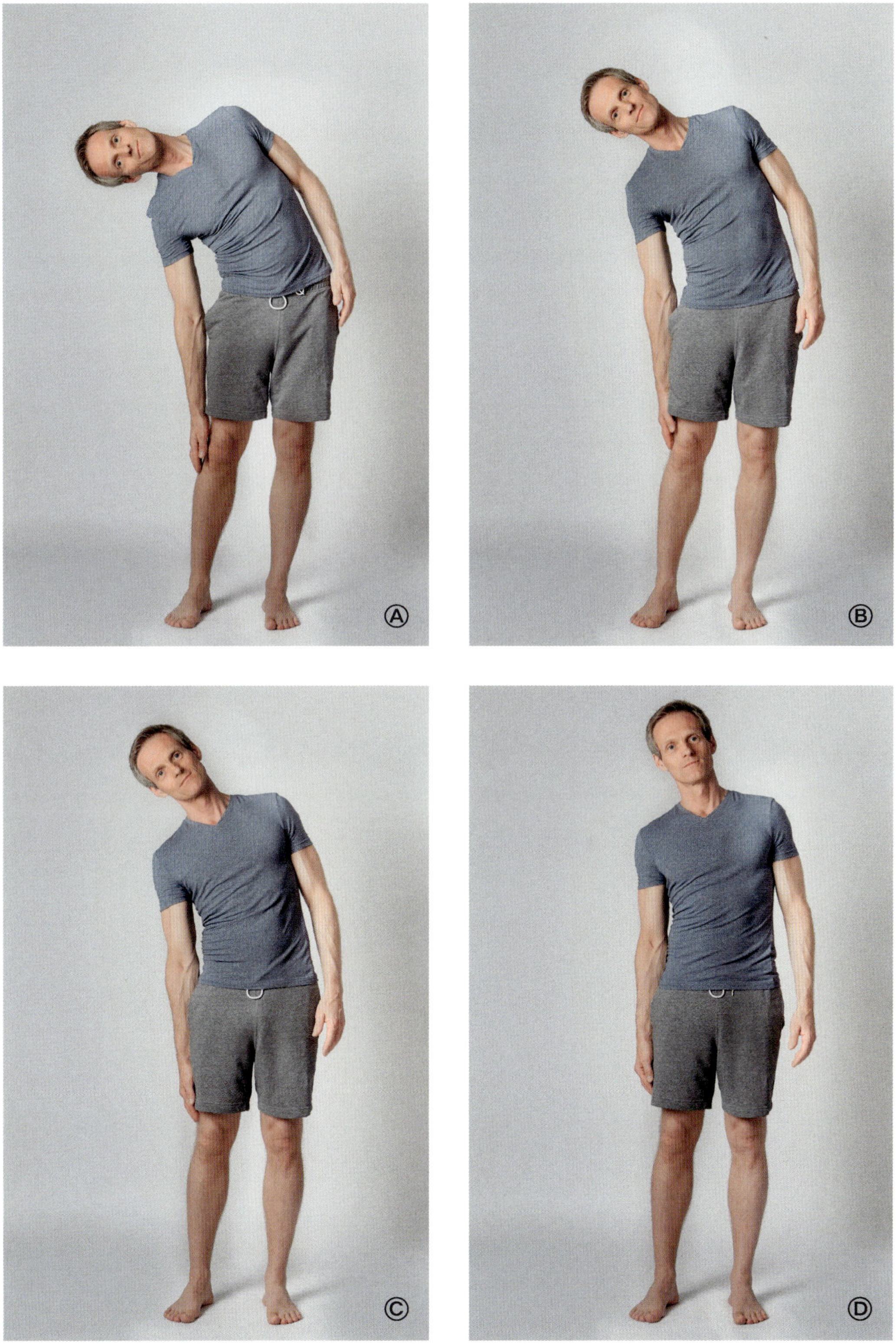
A
B
C
D

(8) Schlüsseltest für den klassischen Beinschwung

Knien Sie sich auf eine weiche Unterlage. Stellen Sie das rechte Bein auf, so dass im Kniegelenk ein Winkel von etwa 90° entsteht. Bleiben Sie mit ihrem Oberkörper aufrecht und beugen Sie das Knie des rechten, aufgestellten Beines. Das Hüftgelenk des linken, knienden Beines bleibt gestreckt. Vermeiden Sie eine Hohlkreuzbildung.

A. Es fällt Ihnen leicht, das linke Hüftgelenk bei aufrechtem Oberkörper zu strecken. Sie können sogar das rechte Bein noch weiter nach vorne stellen, um noch mehr Hüftstreckung entstehen zu lassen.

B. Sie können das linke Hüftgelenk bei aufrechtem Oberkörper nur ein wenig strecken.

C. Sie können das linke Hüftgelenk nicht strecken. Es bleibt in einer Linie mit dem aufrechten Oberkörper.

D. Es fällt Ihnen schon schwer, die Position einzunehmen bzw. den Oberkörper aufzurichten.

Wiederholen Sie den Test für die andere Körperseite.

Sollte ein deutlicher Unterschied zwischen rechts und links bestehen, markieren Sie bitte hier die schlechtere Körperseite:

○ **rechts** ○ **links**

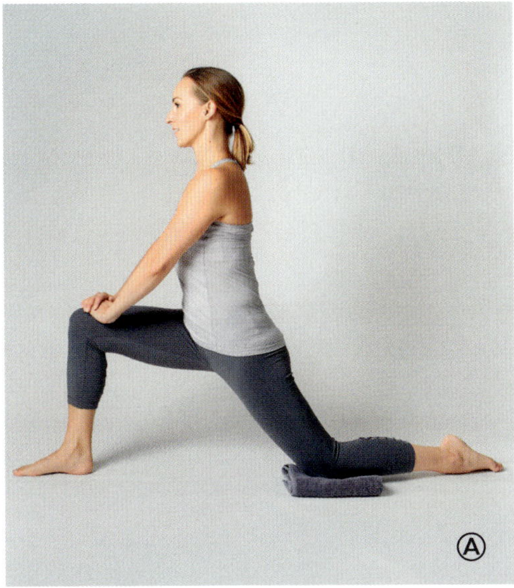
A

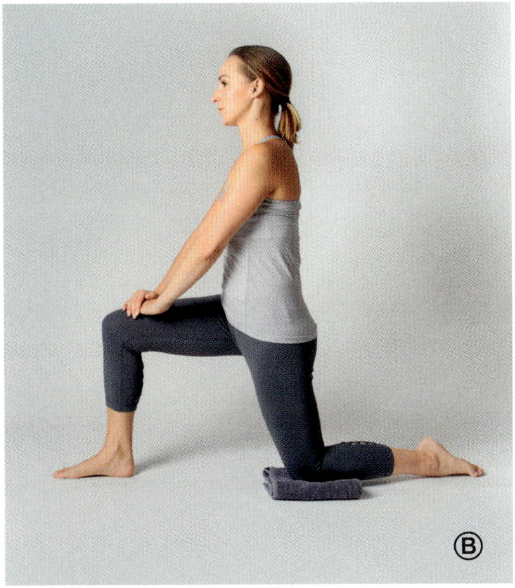
B

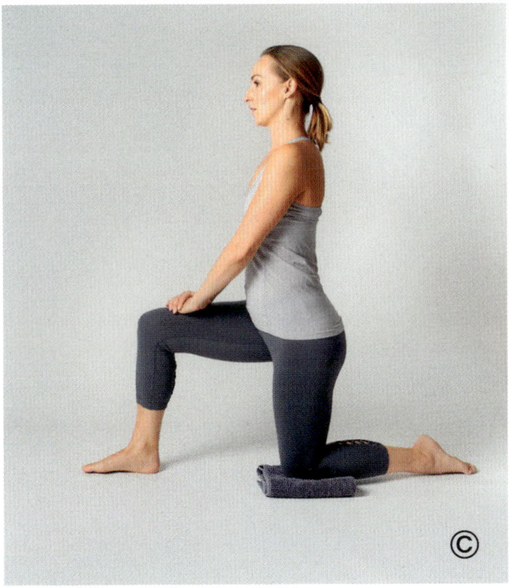
C

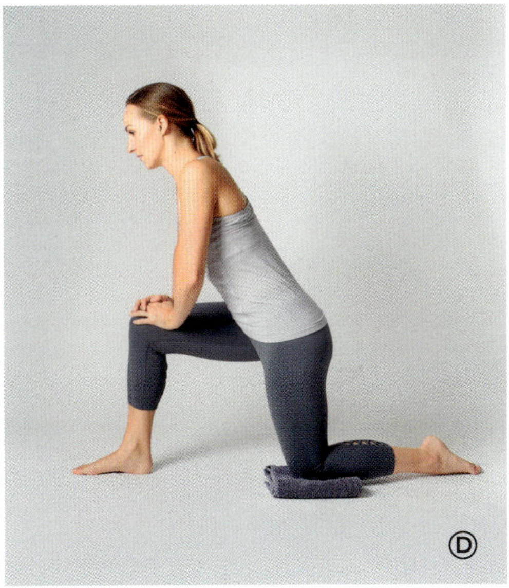
D

⑨ Schlüsseltest für den gekreuzten Beinschwung

Stehen Sie aufrecht. Überkreuzen Sie die Beine, so dass die Fußaußenkanten etwa 10 cm voneinander entfernt stehen. Die Kniegelenke sind dabei gestreckt, die Füße stehen flach auf dem Boden und das Becken ist entspannt.

A. Sie können ohne Schwierigkeiten die Position einnehmen.

B. Sie können die Position einnehmen. Es fällt Ihnen jedoch schwer, die Kniegelenke zu strecken und die Füße flach auf den Boden zu stellen. Die Fußbelastung ist eher auf den Fußaußenkanten.

C. Sie können die Position einnehmen. Jedoch stehen die Fußaußenkanten aneinander und Sie können die Kniegelenke nicht strecken. Die Position ist unbequem.

D. Es fällt Ihnen bereits schwer, die Beine zu überkreuzen. Die Position ist unangenehm.

Wiederholen Sie den Test für die andere Seite, indem Sie die Beinkreuzung ändern, d. h. das linke Bein ist vorne.

Sollte ein deutlicher Unterschied zwischen rechts und links bestehen, markieren Sie bitte hier die schlechtere Körperseite:

◯ **rechts** ◯ **links**

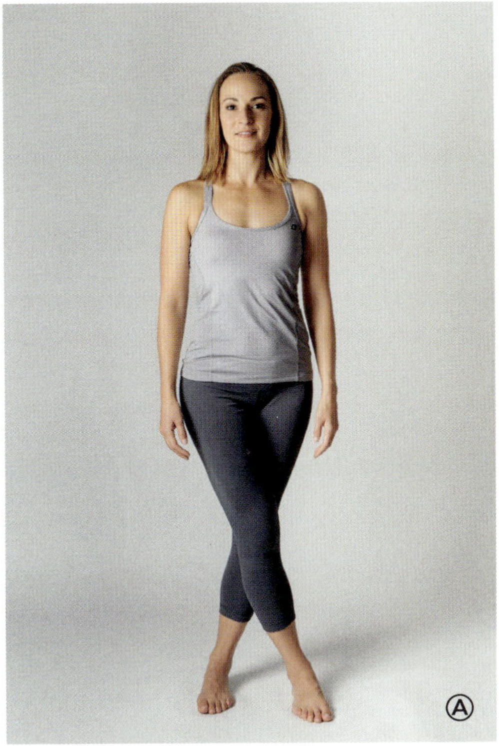

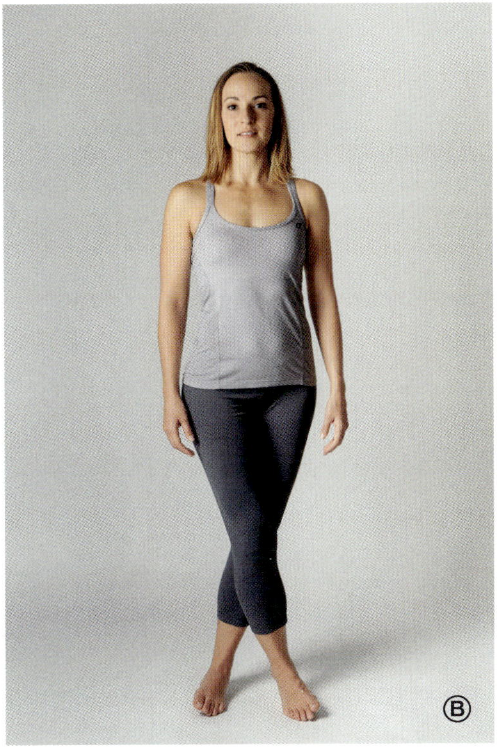

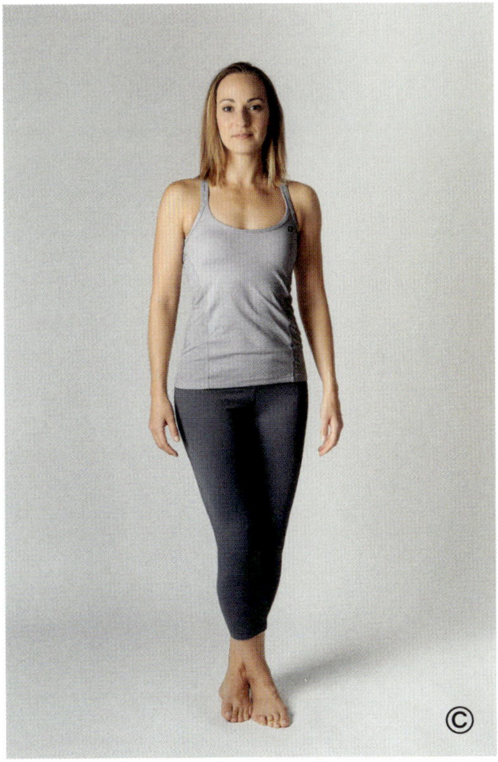

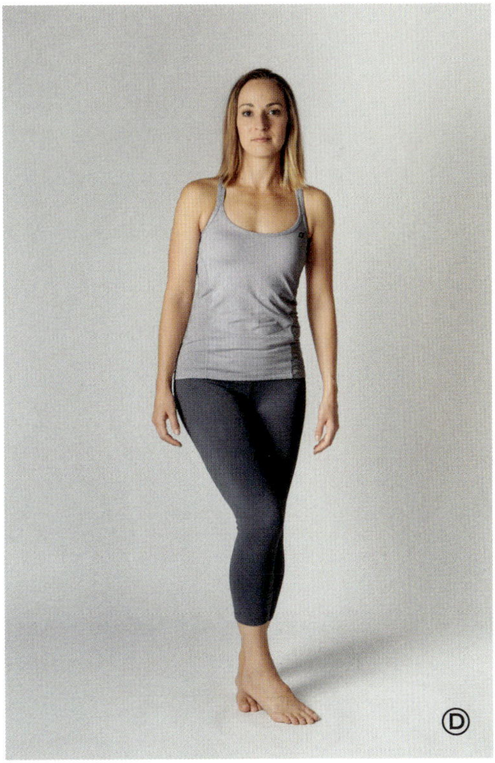

(10) Schlüsseltest für den Beinüberschlag

Begeben Sie sich in Rückenlage. Die Arme liegen etwa 90° vom Körper abgewinkelt. Die Handflächen zeigen zur Decke. Stellen Sie die Füße auf. Die Knie sind etwa 90° gebeugt. Überschlagen Sie nun das rechte über das linke Bein. Nun kippen Sie die Beine nach rechts. Dabei hebt sich die linke Beckenseite etwas vom Boden.

A. Es fällt Ihnen leicht, die Beine nach rechts zu kippen. Das linke Knie berührt sogar den Boden und links hebt sich leicht das Becken. Eventuell spüren Sie einen leichten Dehnungsreiz auf der linken Seite und die linke Schulter hebt sich etwas vom Boden ab.

B. Mit etwas Schwierigkeiten können Sie die Beine nach rechts kippen und das linke Becken hebt sich wenig.

C. Es fällt Ihnen bereits schwer, die Beine zu überschlagen. Zur Seite kippen können Sie die Beine nicht.

D. Sie können die Beine nicht überschlagen.

Wiederholen Sie den Test für die andere Seite.

Sollte ein deutlicher Unterschied zwischen rechts und links bestehen, markieren Sie bitte hier die schlechtere Körperseite:

○ **rechts** ○ **links**

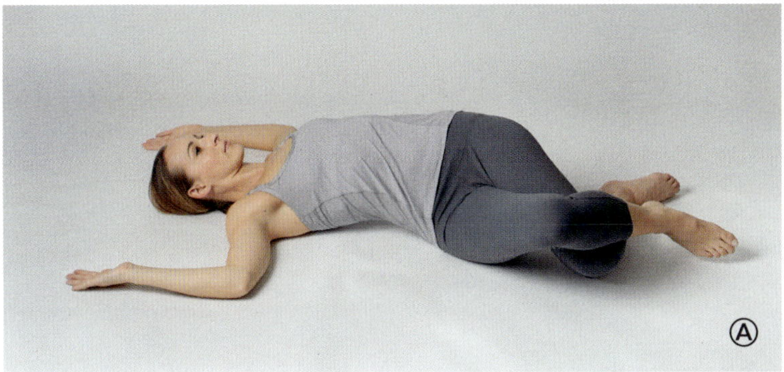

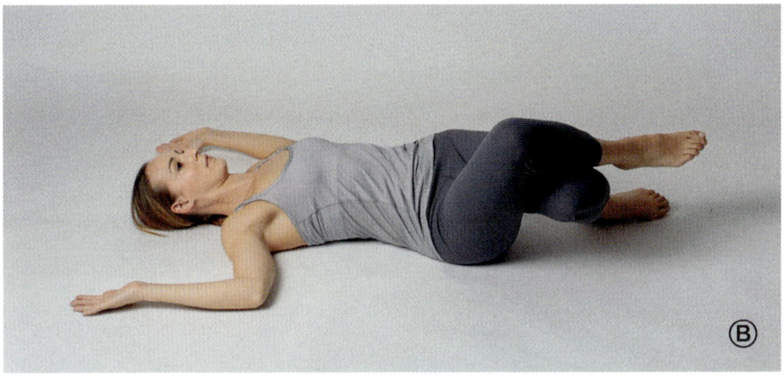

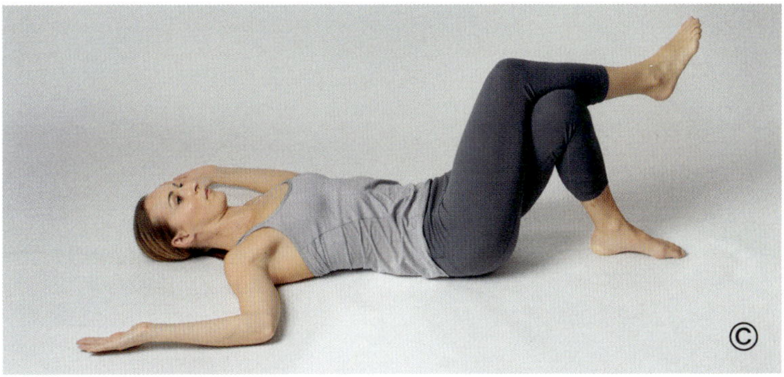

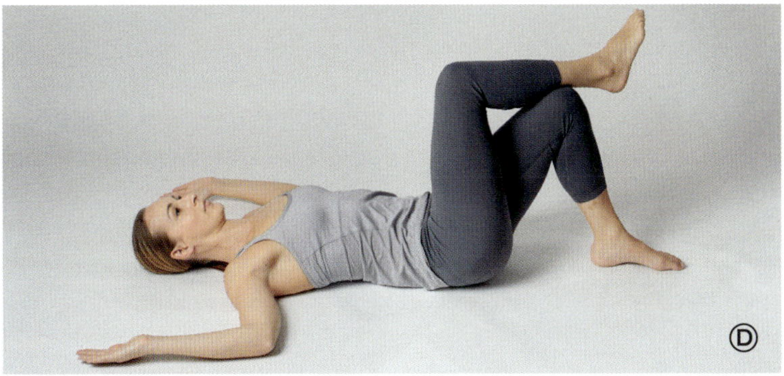

2. Testauswertung

Zum leichteren Verständnis erfolgt die Testauswertung in 3 Schritten!

SCHRITT 1: Halten Sie die Ergebnisse der Schlüsseltests in der **Tabelle 1** schriftlich fest.

Tragen Sie Ihre Testergebnisse in die erste Längsspalte bei Test 1 ein. Komplettieren Sie unten mit dem Datum.

Tabelle 1

Selbsttests	Test (1)	Test (2)	Test (3)	Test (4)	Test (5)	Test (6)	Test (7)	Test (8)	Test (9)
① Schlüsseltest: Der doppelte Armschwung									
② Schlüsseltest: Der gekreuzte Armschwung									
③ Schlüsseltest: Der seitliche Armschwung									
④ Schlüsseltest: Die Armschleuder									
⑤ Schlüsseltest: Der Aufrichter									
⑥ Schlüsseltest: Die halbe Rumpfbeuge									
⑦ Schlüsseltest: Die seitliche Rumpfbeuge									
⑧ Schlüsseltest: Der klassische Beinschwung									
⑨ Schlüsseltest: Der gekreuzte Beinschwung									
⑩ Schlüsseltest: Der Beinüberschlag									
Datum:									

Die Ergebnisse von Test (1) benötigen Sie für die Übungsphase 1, die Übungsphase 2 und die Übungsphase 3 *(siehe hierzu nächstes Unterkapitel »Die fünf Übungsphasen«).*

- Für die *Übungsphase 1* bestimmen Sie die vier Schlüsseltests mit den besten Ergebnissen. Die dazugehörigen faszialen Schwungbewegungen bilden die Übungsphase 1.
- Für die *Übungsphase 2* bestimmen Sie die drei Schlüsseltests mit den zweitbesten Ergebnissen. Die dazugehörigen faszialen Schwungbewegungen bilden die Übungsphase 2.
- Für die *Übungsphase 3* bestimmen Sie die drei Schlüsseltests mit den schlechtesten Ergebnissen. Die dazugehörigen faszialen Schwungbewegungen bilden die Übungsphase 3.

SCHRITT 2: Bitte studieren Sie für die Testauswertung das folgende Beispiel.

Für die Auswertung sind sowohl die objektiven Testergebnisse, als auch Ihre subjektive Einschätzung gefragt. Die Erklärung erfolgt in Form eines Beispiels:

Nehmen wir an, das sind Ihre Testergebnisse:

Tabelle 2

Selbsttests	Test (1)	Test (2)	Test (3)	Test (4)	Test (5)	Test (6)	Test (7)	Test (8)	Test (9)
① Schlüsseltest: Der doppelte Armschwung	B								
② Schlüsseltest: Der gekreuzte Armschwung	A								
③ Schlüsseltest: Der seitliche Armschwung	B								
④ Schlüsseltest: Die Armschleuder	A								
⑤ Schlüsseltest: Der Aufrichter	B								
⑥ Schlüsseltest: Die halbe Rumpfbeuge	C								
⑦ Schlüsseltest: Die seitliche Rumpfbeuge	C								
⑧ Schlüsseltest: Der klassische Beinschwung	B								
⑨ Schlüsseltest: Der gekreuzte Beinschwung	C								
⑩ Schlüsseltest: Der Beinüberschlag	C								
Datum:	3.4.19								

Ihre Testergebnisse lauten wie folgt:

2 x A

4 x B

4 x C

Für die *Übungsphase 1* benötigen Sie nun die vier Schlüsseltests mit den besten Ergebnissen. Objektiv sind das eindeutig die beiden Tests mit dem Ergebnis A.

Doch nun ist Ihre subjektive Einschätzung gefragt. Wählen Sie die zwei Schlüsseltests mit dem Ergebnis B aus, die Sie am leichtesten fanden.

Die dazugehörigen faszialen Schwungbewegungen werden Ihnen am leichtesten fallen.

Für die *Übungsphase 2* benötigen Sie nun die drei Schlüsseltests mit den zweitbesten Ergebnissen. Objektiv sind das nun die beiden anderen Tests mit dem Ergebnis B.

Hinzu kommt der Schlüsseltest mit dem Ergebnis C, den Sie am leichtesten fanden.

Die dazugehörigen faszialen Schwungbewegungen werden Ihnen wahrscheinlich etwas schwerer fallen als die faszialen Schwungbewegungen aus der Übungsphase 1.

Für die *Übungsphase 3* bleiben nur noch die drei anderen Schlüsseltests mit dem Ergebnis C. Es sind die Schlüsseltests, die Sie am schwersten fanden. Die Schlüsseltests mit den schlechtesten Ergebnissen. Die dazugehörigen faszialen Schwungbewegungen werden Ihnen wahrscheinlich am schwersten fallen. Doch keine Sorge. Von Mal zu Mal wird es leichter.

SCHRITT 3: Bestimmen Sie Ihre faszialen Schwungbewegungen für die drei Übungsphasen.

Ihre Testergebnisse:

______ x A

______ x B

______ x C

______ x D

Gehen Sie nun wie im Beispiel beschrieben vor:

Welche vier Schlüsseltests hatten die besten Ergebnisse und fielen Ihnen am leichtesten? Tragen Sie hier die dazugehörigen vier faszialen Schwungbewegungen ein.

Die faszialen Schwungbewegungen der Übungsphase 1
1
2
3
4

Welche drei Schlüsseltests hatten bei Ihnen die zweitbesten Ergebnisse? Tragen Sie hier die dazugehörigen drei faszialen Schwungbewegungen ein.

Die faszialen Schwungbewegungen der Übungsphase 2
1
2
3

Welche drei Schlüsseltests hatten bei Ihnen die schlechtesten Ergebnisse? Tragen Sie hier die dazugehörigen drei faszialen Schwungbewegungen ein.

Die faszialen Schwungbewegungen der Übungsphase 3
1
2
3

3. Die 5 Übungsphasen

Erklärung und Beispiel

Die Übungsphase 1 führen Sie 14 Tage durch. Zuvor haben Sie bereits die vier Schlüsseltests mit den besten Ergebnissen und die vier dazugehörigen faszialen Schwungbewegungen ausgewählt. Das sind die vier faszialen Schwungbewegungen, die Ihnen am leichtesten fallen werden. So können Sie sich am Anfang ganz auf die allgemeine Ausführung einer faszialen Schwungbewegung konzentrieren.

Führen Sie die faszialen Schwungbewegungen nach dem System eines Zirkeltrainings durch. Machen Sie insgesamt drei Durchgänge mit 15 Wiederholungen pro Schwung. Wird zuerst die eine und dann die andere Seite geschwungen, führen Sie 3 x 15 Wiederholungen pro Körperseite durch. Zeigte eine Seite bei den Schlüsseltests deutlich schlechtere Ergebnisse, führen Sie einen vierten Durchgang für diese Körperseite durch oder bei einer beidseitigen faszialen Schwungbewegung einen kompletten vierten Durchgang.

Beginnen Sie stets mit den Armschwüngen, gefolgt von den Rumpfschwüngen und zum Schluss die Beinschwünge.

Als Beispiel nehmen wir an, laut Ergebnis der Schlüsseltests besteht Ihre Übungsphase 1 aus:

- Der gekreuzte Armschwung
- Die Armschleuder
- Die seitliche Rumpfbeuge
- Der klassische Beinschwung

Eine Übungseinheit würde dann wie folgt aussehen:

- Der gekreuzte Armschwung = rechter Arm 15 Wiederholungen, linker Arm 15 Wiederholungen.
- Die Armschleuder = 15 Wiederholungen, jeweils in der Rumpfdrehung nach rechts und links (die Armschleuder wird mit beiden Armen gleichzeitig durchgeführt).
- Die seitliche Rumpfbeuge = jeweils nach rechts und links 15 Wiederholungen im direkten Wechsel.
- Der klassische Beinschwung = rechtes Bein 15 Wiederholungen, linkes Bein 15 Wiederholungen.

Das ist dann der erste von drei Durchgängen. Für den zweiten Durchgang beginnen Sie wieder am Anfang, in diesem Beispiel mit dem gekreuzten Armschwung und enden mit dem klassischen Beinschwung. Ebenso im dritten Durchgang.

Die 5 Übungsphasen

Übertragen Sie die faszialen Schwungbewegungen aus der Testauswertung.

- **ÜBUNGSPHASE 1:**

In der Übungsphase 1 zählen die vier Schlüsseltests mit den besten Ergebnissen. Sie haben die vier dazugehörigen Schwungbewegungen ausgewählt.

Die faszialen Schwungbewegungen der Übungsphase 1
1
2
3
4

- ➤ Dauer: 14 Tage (Sie wiederholen den 2-Tage-Rhythmus siebenmal). Fortlaufende Durchführung im Wechsel.
- ➤ Tag 1: Führen Sie die ermittelten faszialen Schwungbewegungen der Phase 1 aus.
- ➤ Tag 2: Pause.
- ➤ Beginnen Sie wieder mit Tag 1.

- **ÜBUNGSPHASE 2:**

Wählen Sie die drei Tests, die in den Schlüsseltests die zweitbesten Ergebnisse erzielten.

Die drei faszialen Schwungbewegungen, die zu diesen Tests passen, sind die Erweiterung für die Übungsphase 2.

Die faszialen Schwungbewegungen der Übungsphase 2
1
2
3

- ➤ Dauer: 21 Tage (Sie wiederholen den 3-Tage-Rhythmus siebenmal). Fortlaufende Durchführung im Wechsel.
- ➤ Tag 1: Führen Sie die faszialen Schwungbewegungen der Phase 1 aus.
- ➤ Tag 2: Führen Sie die ermittelten faszialen Schwungbewegungen der Phase 2 aus.
- ➤ Tag 3: Pause.
- ➤ Beginnen Sie wieder mit Tag 1.

- **ÜBUNGSPHASE 3:**

Wählen Sie die drei verbleibenden Tests, die in den Schlüsseltests die schlechtesten Ergebnisse erzielten.

Die drei faszialen Schwungbewegungen, die zu diesen Tests passen, sind die Erweiterung für die Übungsphase 3.

Die faszialen Schwungbewegungen der Übungsphase 3
1
2
3

➤ Dauer: 20 Tage (Sie wiederholen den 4-Tage-Rhythmus fünfmal). Fortlaufende Durchführung im Wechsel.
➤ Tag 1: Führen Sie die faszialen Schwungbewegungen der Phase 1 aus.
➤ Tag 2: Führen Sie die faszialen Schwungbewegungen der Phase 2 aus.
➤ Tag 3: Führen Sie die ermittelten faszialen Schwungbewegungen der Phase 3 aus.
➤ Tag 4: Pause.
➤ Beginnen Sie wieder mit Tag 1.

- **ÜBUNGSPHASE 4:**

Wiederholen Sie die Schlüsseltests und tragen Sie die Ergebnisse in die Tabelle 1 im vorherigen Kapitel »Testauswertung« ein. Nehmen Sie die 2. Längsspalte unter Test 2, neben Ihren ersten Testergebnissen. Wählen Sie die vier Tests mit den schlechtesten Ergebnissen.

Die vier faszialen Schwungbewegungen, die zu diesen Tests passen, sind Ihre Hauptschwünge für die Übungsphase 4.

Die faszialen Schwungbewegungen der Übungsphase 4
1
2
3
4

➤ Dauer: 25 Tage (Sie wiederholen den 5-Tage-Rhythmus fünfmal). Fortlaufende Durchführung im Wechsel.
➤ Tag 1: Führen Sie die neu ermittelten faszialen Schwungbewegungen der Phase 4 aus.
➤ Tag 2: Pause.
➤ Tag 3: Führen Sie die neu ermittelten faszialen Schwungbewegungen der Phase 4 aus.
➤ Tag 4: Führen Sie die sechs faszialen Schwungbewegungen aus, die nicht in der Phase 4 enthalten sind.
➤ Tag 5: Pause.
➤ Beginnen Sie wieder mit Tag 1.

- **ÜBUNGSPHASE 5:**

Dies ist die sich permanent wiederholende finale Übungsphase, die Sie alle 60 Tage ergänzen.

Führen Sie erneut die Schlüsseltests durch und tragen Sie die Ergebnisse in die Tabelle 1 im vorherigen Kapitel »Testauswertung« ein. Nehmen Sie die 3. Längsspalte unter Test 3, neben Ihren zweiten Testergebnissen. Wählen Sie die vier Tests mit den schlechtesten
Ergebnissen.

Die vier faszialen Schwungbewegungen, die zu diesen Tests passen, bilden Tag 1 für die Übungsphase 5.

Die faszialen Schwungbewegungen der Übungsphase 5
1
2
3
4

- Dauer: 60 Tage (Sie wiederholen den 5-Tage-Rhythmus zwölfmal).
  Fortlaufende Durchführung im Wechsel.
- Tag 1: Führen Sie die neu ermittelten faszialen Schwungbewegungen der Phase 5 aus.
- Tag 2: Führen Sie die Armschwünge aus.
- Tag 3: Führen Sie die Rumpfschwünge aus.
- Tag 4: Führen Sie die Beinschwünge aus.
- Tag 5: Pause.
- Beginnen Sie wieder mit Tag 1.

Nach diesen 60 Tagen überprüfen Sie die Ergebnisse der faszialen Schwungbewegungen für die Übungsphase 5 durch Wiederholung der Schlüsseltests. Wählen Sie erneut die vier Tests mit den schlechtesten Ergebnissen. Die vier faszialen Schwungbewegungen, die zu diesen Tests passen, bilden wieder Tag 1 für die Phase 5.

- Dauer: 60 Tage
- Durchführung im Wechsel: Tag 1 Phase 5, Tag 2 die Armschwünge, Tag 3 die Rumpfschwünge, Tag 4 die Beinschwünge und Tag 5 ist Pause.

Diesen Zyklus wiederholen Sie alle 60 Tage. So arbeiten Sie stets daran, Ihre faszialen Schwachpunkte neu zu ermitteln und durch die faszialen Schwungbewegungen auszugleichen.

Tragen Sie die neuen Schlüsseltest-Ergebnisse in die 4. Längsspalte unter Test 4 ein. Wählen Sie die vier Tests mit den schlechtesten Ergebnissen und tragen Sie die vier dazu passenden faszialen Schwungbewegungen hier ein:

1	
2	
3	
4	

Tragen Sie die neuen Schlüsseltest-Ergebnisse in die 5. Längsspalte unter Test 5 ein. Wählen Sie die vier Tests mit den schlechtesten Ergebnissen und tragen Sie die vier dazu passenden faszialen Schwungbewegungen hier ein:

1	
2	
3	
4	

Tragen Sie die neuen Schlüsseltest-Ergebnisse in die 6. Längsspalte unter Test 6 ein. Wählen Sie die vier Tests, mit den schlechtesten Ergebnissen und tragen Sie die vier dazu passenden faszialen Schwungbewegungen hier ein:

1	
2	
3	
4	

Führen Sie alle 60 Tage die Schlüsseltests neu aus und komplettieren Sie die Übungsphase 5. Dieses Buch können Sie für alle Eintragungen bis zur 9. Durchführung der Schlüsseltests nutzen. Danach legen Sie einfach eine eigene Tabelle an, um die Schlüsseltests und die faszialen Schwungbewegungen weiter fortzuführen.

Tragen Sie die neuen Schlüsseltest-Ergebnisse in die 7. Längsspalte unter Test 7 ein. Wählen Sie die vier Tests mit den schlechtesten Ergebnissen und tragen Sie die vier dazu passenden faszialen Schwungbewegungen hier ein:

1
2
3
4

Tragen Sie die neuen Schlüsseltest-Ergebnisse in die 8. Längsspalte unter Test 8 ein. Wählen Sie die vier Tests mit den schlechtesten Ergebnissen und tragen Sie die vier dazu passenden faszialen Schwungbewegungen hier ein:

1
2
3
4

Tragen Sie die neuen Schlüsseltest-Ergebnisse in die 9. Längsspalte unter Test 9 ein. Wählen Sie die vier Tests mit den schlechtesten Ergebnissen und tragen Sie die vier dazu passenden faszialen Schwungbewegungen hier ein:

1
2
3
4

Das klare Ziel ist es, die Schlüsseltests stets zu wiederholen und die Übungsphase 5 zu erneuern, um immer an Ihren faszialen Schwachpunkten zu arbeiten. Durch die Ergebnis-Tabelle können Sie die Veränderungen in den Schlüsseltest-Ergebnissen verfolgen und sich über die Erfolge freuen.

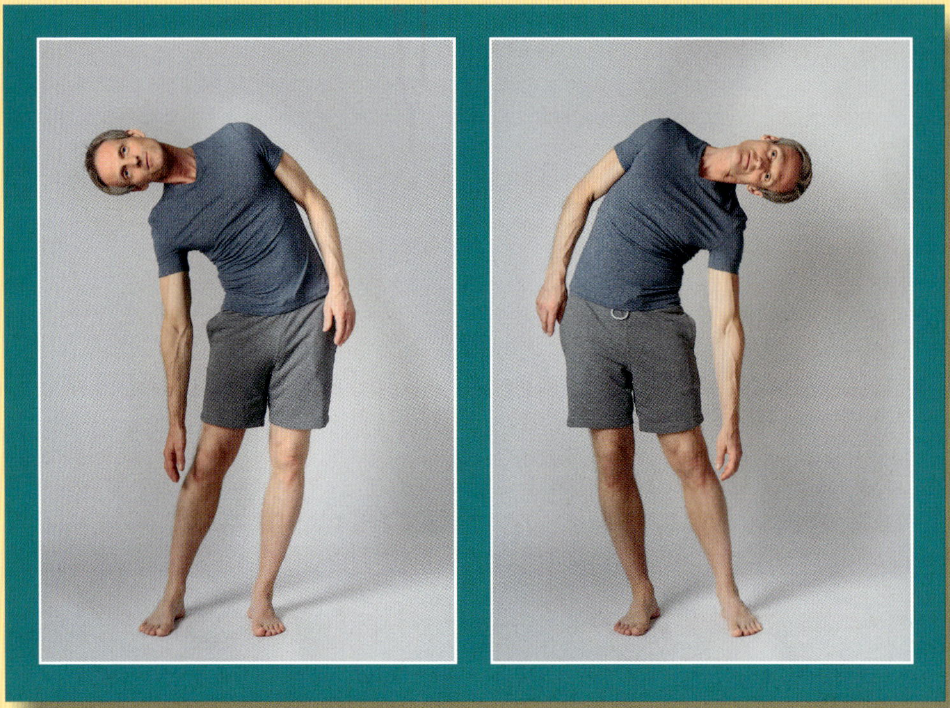

VII. Die Praxis der faszialen Schwungbewegungen – *Ausführungen*

Anfänglich werden Sie bei den faszialen Schwungbewegungen den vollen Bewegungsumfang (wie auf den Bildern dieses und des vorigen Kapitels dargestellt) möglicherweise nicht erreichen. Das ist normal. Führen Sie jede fasziale Schwungbewegung in Ihrem persönlichen Bewegungsumfang durch. Da sich die faszialen Strukturen permanent regenerieren und anpassen, wird es noch nach Monaten oder sogar Jahren zu spür- und sichtbaren Verbesserungen in der Ausführung kommen. Versuchen Sie einfach so gut es geht Ihre faszialen Schwungbewegungen den Bildern und der Beschreibung anzupassen. Gehen Sie durchaus an Ihr momentanes Bewegungsmaximum. Doch bedenken Sie, dass fasziale Schwungbewegungen keine geführten Bewegungen sind. Mit zu viel Ehrgeiz verkrampfen Sie sich. In der Schwungextremität soll keine Spannung entstehen. Nutzen Sie den faszialen Gummibandeffekt *(siehe Kapitel II.2)*. Eine fasziale Schwungbewegung soll eine fließend-harmonische und wohltuende Bewegung sein.

Die Armschwünge

(1) Der doppelte Armschwung

Schwungausführung

Der doppelte Armschwung wird mit beiden Armen gleichzeitig und parallel ausgeführt.

- Stehen Sie stabil, etwa schulterbreit. Die Hände sind entspannt und locker geöffnet.
- Schwingen Sie die Arme neben dem Körper vor und zurück.
- Beim Zurückschwingen der gestreckten Arme neigen Sie den Oberkörper etwas nach vorn.
- Schwingen Sie beide Arme weit zurück. Die Daumen zeigen nach außen.
- Beim Vorschwingen der Arme richten Sie den Oberkörper wieder auf und die Handflächen zeigen zueinander.
- Nutzen Sie den faszialen Gummibandeffekt aus *(siehe Kapitel II.2)* und schwingen Sie die Arme weit nach oben.
- Am höchsten Punkt der Schwungbewegung nach oben beugen Sie die Ellbogen, so dass Sie mit beiden Händen kurz die Mitte Ihres Nackens berühren, bevor die Arme wieder nach unten schwingen.
- Führen Sie die vorgegebene Wiederholungszahl *(aus Kapitel VI »Schlüsseltests und Übungsphasen«)* und die dort vorgegebenen Durchgänge aus. Das ist der doppelte Armschwung.

Schwungimpuls

Neben dem faszialen Gummibandeffekt beim Rückschwung spielt der Oberkörper eine wichtige Rolle. Beim Hochschwingen der Arme richten Sie Ihren Brustkorb ganz bewusst auf. Durch die aktive Streckung der Brustwirbelsäule bekommen die Arme zusätzlichen Schwung.

(1) Der doppelte Armschwung – *Schwungausführung*

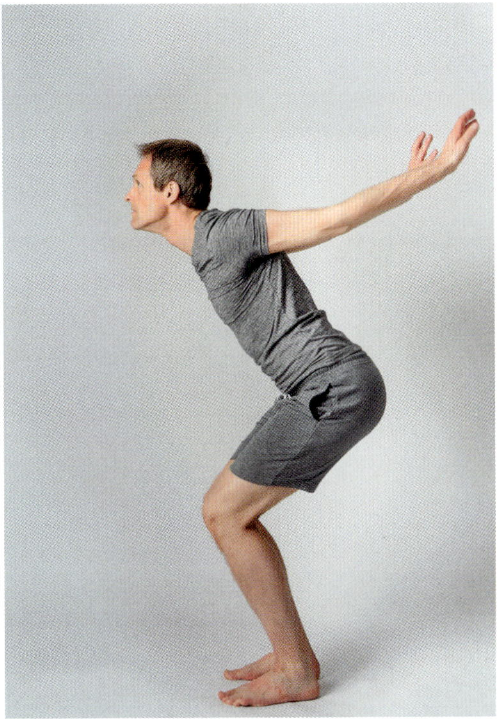

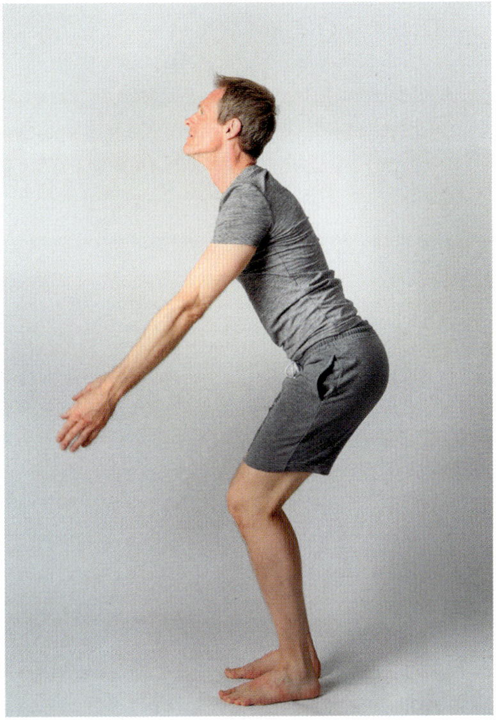

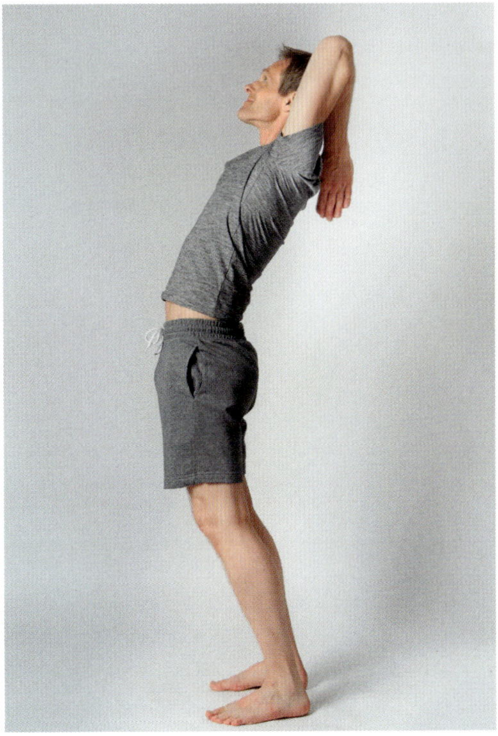

Schwungvarianten

1. Führen Sie den doppelten Armschwung im Kniestand aus. Achten Sie darauf, dass die Kniegelenke eng zusammen stehen.
2. Verändern Sie die Handposition. Beginnen Sie den Schwung mit den Daumen nach innen und enden Sie in der oberen Position mit den Daumen nach außen.

Schwungwirkung

Körpermechanik & Gelenke: Wenn die Arme weit nach oben bewegt werden, so wie es zum Beispiel für einen Handstand nötig ist, kann dies nur durch eine maximale Streckung der Brustwirbelsäule geschehen. So führt die optimale Ausführung des doppelten Armschwungs zu einer sehr guten Mobilisation der Brustwirbelsäule in die Streckung. Jede Beweglichkeitsübung der Brustwirbelsäule hat immer einen positiven Effekt auf die Rippen und somit auch auf die Atmung. Die meisten Alltagsarbeiten finden mit Blick nach unten oder geradeaus statt. Selten blicken wir nach oben. Darum ist für die Halswirbelsäule der gewollte Blick nach oben in der Endposition besonders wichtig. Die gesamte Wirbelsäule wird gestreckt und es kommt zu einem befreienden Effekt der Schultergelenke. Doch auch die Ellbogen und die Handgelenke profitieren sehr vom doppelten Armschwung.

Für den PROFI Zunehmend ist bereits bei jungen Leuten eine Rundrücken-Fehlstellung zu erkennen. Bei entsprechender Grundfitness erarbeiten Sie mit Ihren KundenInnen/PatientenInnen einen Handstand an der Wand. Die Hände sollten möglichst eng beieinander stehen und der Blick nicht zum Boden gerichtet sein. Es gibt keine funktionell-ganzheitlichere Übung, um die aktive Streckung der Brustwirbelsäule zu trainieren. Und wenn man sich generell fit fühlt, ist man nie zu alt, um einen Handstand an der Wand zu lernen.

Myofasziale Leitbahnen: Der doppelte Armschwung öffnet in der Endposition, durch die Streckung des gesamten Körpers, die oberflächliche Frontallinie *(siehe Kapitel III.2)*. In der Schwungvariante 1 *(siehe Abb.)* wird dieser Effekt verstärkt, da auch die Füße und Zehen gestreckt sind und die Kniegelenke zusätzlich gebeugt. Die Wirkung auf die Armlinien ist nicht isoliert. Insgesamt wirkt der doppelte Armschwung befreiend auf alle vier Armlinien.

Triggerbänder: Der Rückschwung der Arme hat einen lösenden Effekt auf das vordere Armtriggerband, der Schwung nach oben auf das hintere Armtriggerband *(siehe Kapitel III.3)*. Besonders in der Start-, aber auch in der Endposition ist der fasziale Gummibandeffekt gut spürbar.

(1) Der doppelte Armschwung – *Schwungvarianten*

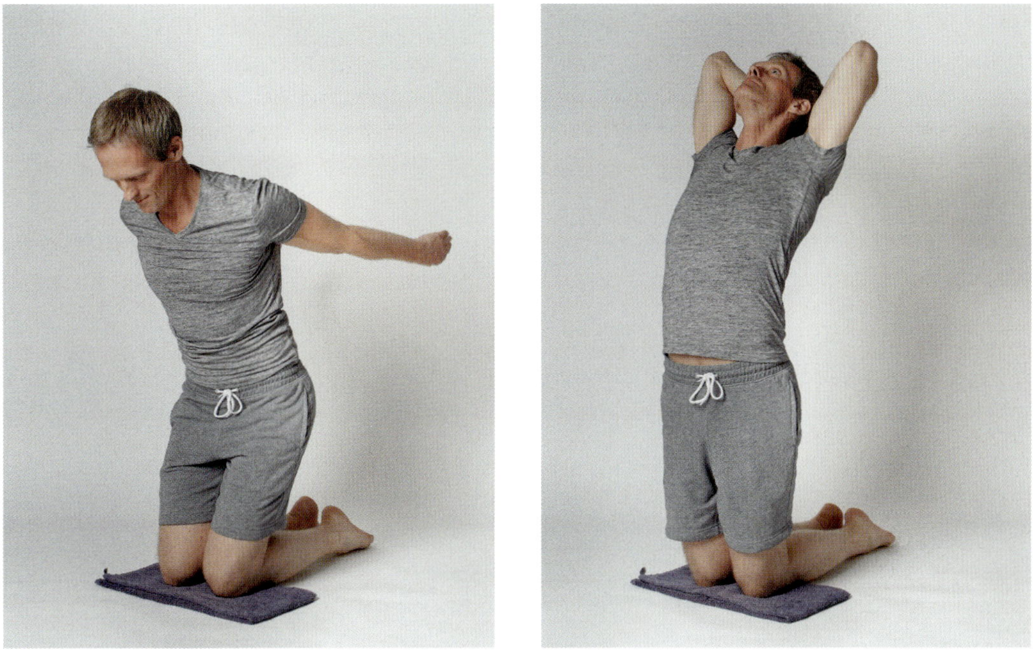

Schwungvariante 1

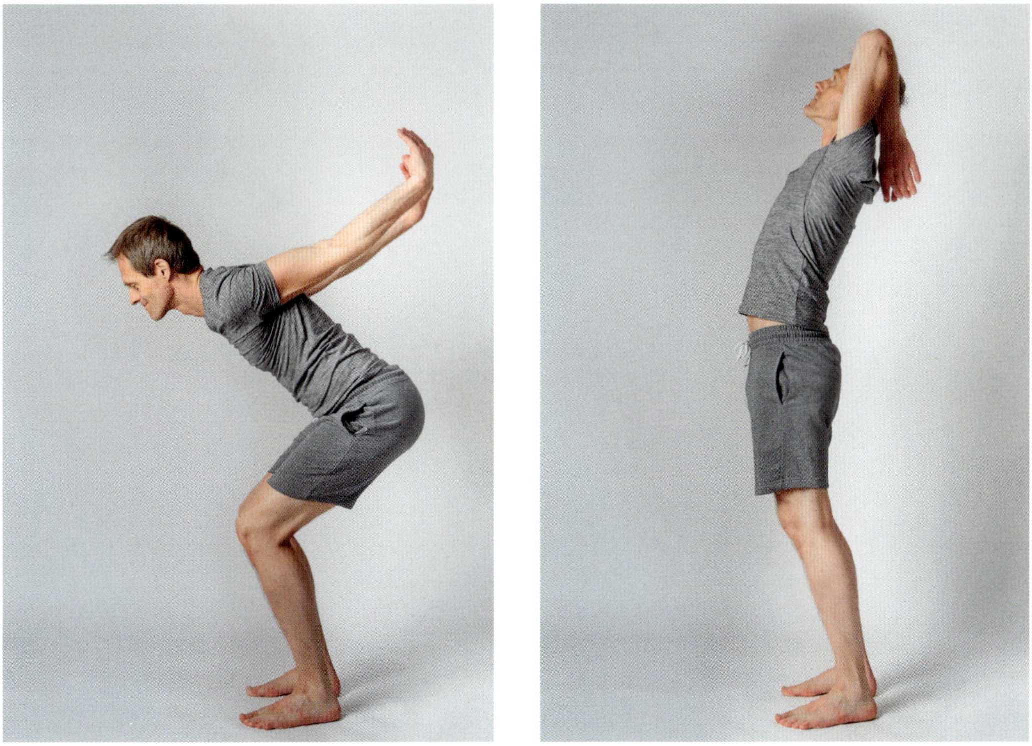

Schwungvariante 2

(2) Der gekreuzte Armschwung

Schwungausführung

Der gekreuzte Armschwung wird zuerst mit dem einen Arm, dann mit dem anderen Arm ausgeführt. Entsprechend der Bilderserie wird die Schwungausführung mit dem rechten Arm beschrieben.

- Stehen Sie stabil, etwa schulterbreit. Beide Hände sind entspannt und locker geöffnet. Der linke Arm ist leicht unter Spannung, so dass er nicht mitschwingt.
- Drehen Sie die rechte Schulter nach hinten. Der rechte Arm ist entspannt und folgt der Bewegung der Schulter.
- Nun drehen Sie die rechte Schulter nach vorne und rotieren den Oberkörper in die Gegenrichtung. Denken Sie daran, den rechten Arm locker zu lassen. Durch die Rotation im Oberkörper kommt es zu Fliehkräften.
- Daher schwingt der rechte Arm seitlich neben dem Körper und beschreibt einen schräg verlaufenden Halbkreis. In der Anfangsposition ist der Arm locker gestreckt.
- Durch den Schwung kommt es in der Endposition zu einer Ellbogenbeugung und die Handfläche berührt kurz die Schulter der Gegenseite, bevor der Arm wieder nach hinten in die Startposition schwingt.
- Führen Sie für jede Körperseite die vorgegebene Wiederholungszahl *(aus Kapitel VI »Schlüsseltests und Übungsphasen«)* und die dort vorgegebenen Durchgänge aus. Das ist der gekreuzte Armschwung.

Schwungimpuls

Beim gekreuzten Armschwung kommt der Schwungimpuls aus der Körperdrehung. Für die Startposition dreht der Oberkörper nach hinten, wobei der Schwungarm locker ist. Am Maximum der Körperdrehung wird in die Gegenrichtung rotiert und der Schwungarm erreicht ebenfalls das Bewegungsmaximum in der Rückbewegung. Durch den faszialen Gummibandeffekt *(siehe Kapitel II.2)* der vorderen Armstrukturen und des Rumpfes entsteht der entscheidende Schwungimpuls. In der Endposition wird erneut das Bewegungsmaximum des Arms und der Körperdrehung erreicht und der fasziale Gummibandeffekt der hinteren Armfaszien und des Rumpfes erzeugen den Schwungimpuls für die Rückbewegung.

(2) Der gekreuzte Armschwung – *Schwungausführung*

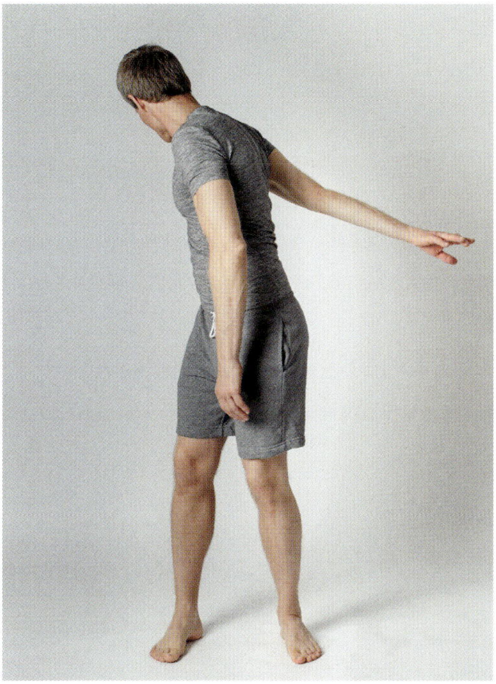

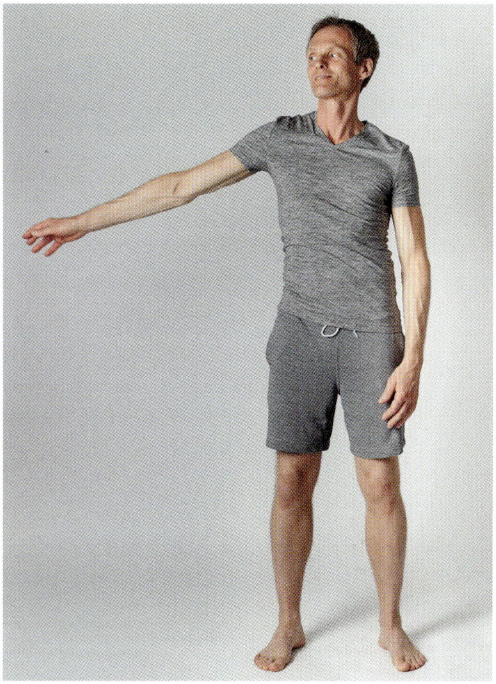

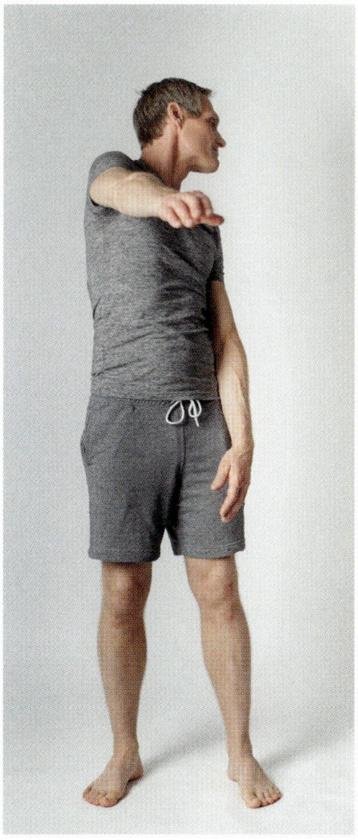

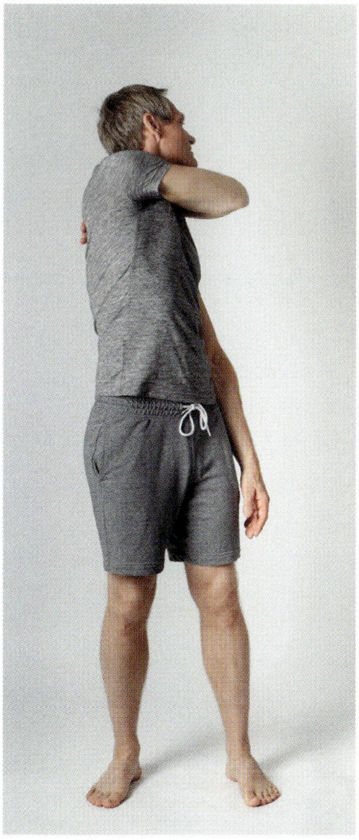

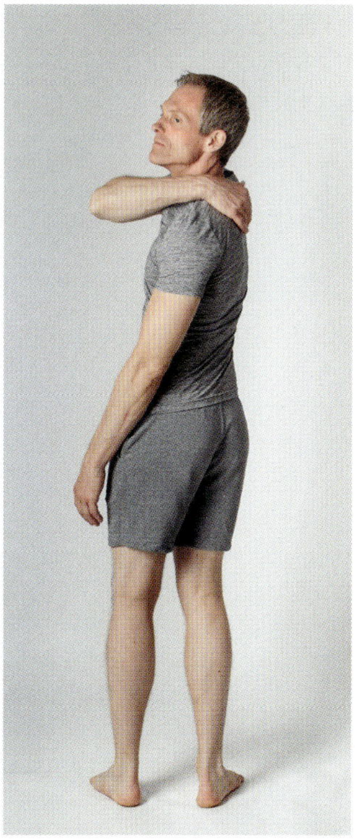

Rückansicht

Schwungvarianten

1. Wechseln Sie im Schwung den Arm. Nutzen Sie den Rückschwung des einen Armes, um den anderen nach vorne zu schwingen.
2. Führen Sie den gekreuzten Armschwung im Fersensitz aus.

Schwungwirkung

Körpermechanik & Gelenke: Die Überkreuzung in der Endposition hat einen sehr positiven Effekt auf die Gelenk-Verbindung zwischen Schulterblatt und Schlüsselbein, das Schultereckgelenk (auch ACG = Acromio-Clavicular-Gelenk). Dies ist von besonderer Bedeutung beim Impingement-Syndrom der Schulter. Das Kreuzdarmbeingelenk (ISG = Ilio-Sakral-Gelenk) wird durch die Mitdrehung des Beckens ebenfalls mobilisiert. Außerdem kommt es zu einer Drehbewegung in der gesamten Wirbelsäule. Damit verbunden, entsteht ein besonders positiver Effekt auf die Beweglichkeit der Rippen und damit zu einer Verbesserung der Atemmechanik. In der Schwungvariante 2 *(siehe Abb.)* kommt es zu einer intensiven Mobilisation der Wirbelsäule und der Rippen. Da die Beine im Fersensitz fixiert sind, kann der Schwungimpuls nur aus den faszialen Strukturen des Rumpfes und der Arme kommen. Zudem ist der Fersensitz besonders gut für die Knie- und Fußbeweglichkeit.

Auch die Berührung des Nackens mit der Hand in der Endposition ist wichtig. Durch diese Berührung werden Verklebungen in den faszialen Strukturen der Hand gelöst.

Für den PROFI Die Rautenmuskeln (Mm. rhomboidei) sind sowohl Bestandteil der tiefen hinteren Armlinie als auch der Spirallinie. Der lange Rückenstrecker (M. erector spinae) ist ebenfalls Bestandteil der Spirallinie sowie der oberflächlichen Rückenlinie.

Myofasziale Leitbahnen: Beim gekreuzten Armschwung rotiert der gesamte Körper. Die Spirallinie wird geöffnet und gedehnt *(siehe Kapitel III.2)*. Je größer die Armbewegungen sind, umso größer ist auch die Wirkung auf die myofaszialen Anteile der Spirallinie, die mit den Armlinien für die Stabilisierung des Schulterblatts verantwortlich sind. Die Kopfdrehung rundet die positive Wirkung auf die Spirallinie ab. Die Startposition dehnt und öffnet die tiefe frontale Armlinie. Die Endposition wirkt auf die komplette oberflächliche rückwärtige Armlinie. Definitiv kommt es auch zu einem sehr guten Effekt auf die Rotatorenmanschette *(siehe Kapitel VIII)*, die einen Teil der tiefen rückwärtigen Armlinie darstellt.

Triggerbänder: Der gekreuzte Armschwung hat einen befreienden Effekt auf das vordere Armtriggerband (Startposition) und das hintere Armtriggerband (Endposition) *(siehe Kapitel III.3)*. In der Schwungvariante 1 *(siehe Abb.)* wird bei der Rückbewegung des Arms weniger in der Wirbelsäule gedreht. Durch den Rückschwung des rechten Arms entsteht der Schwungimpuls für den Vorschwung des linken Arms und umgekehrt. So kommt der Schwungimpuls hauptsächlich durch den faszialen Gummibandeffekt der vorderen Armstrukturen. Dadurch ist diese Schwungvariante besonders positiv für das vordere Armtriggerband.

(2) Der gekreuzte Armschwung – *Schwungvarianten*

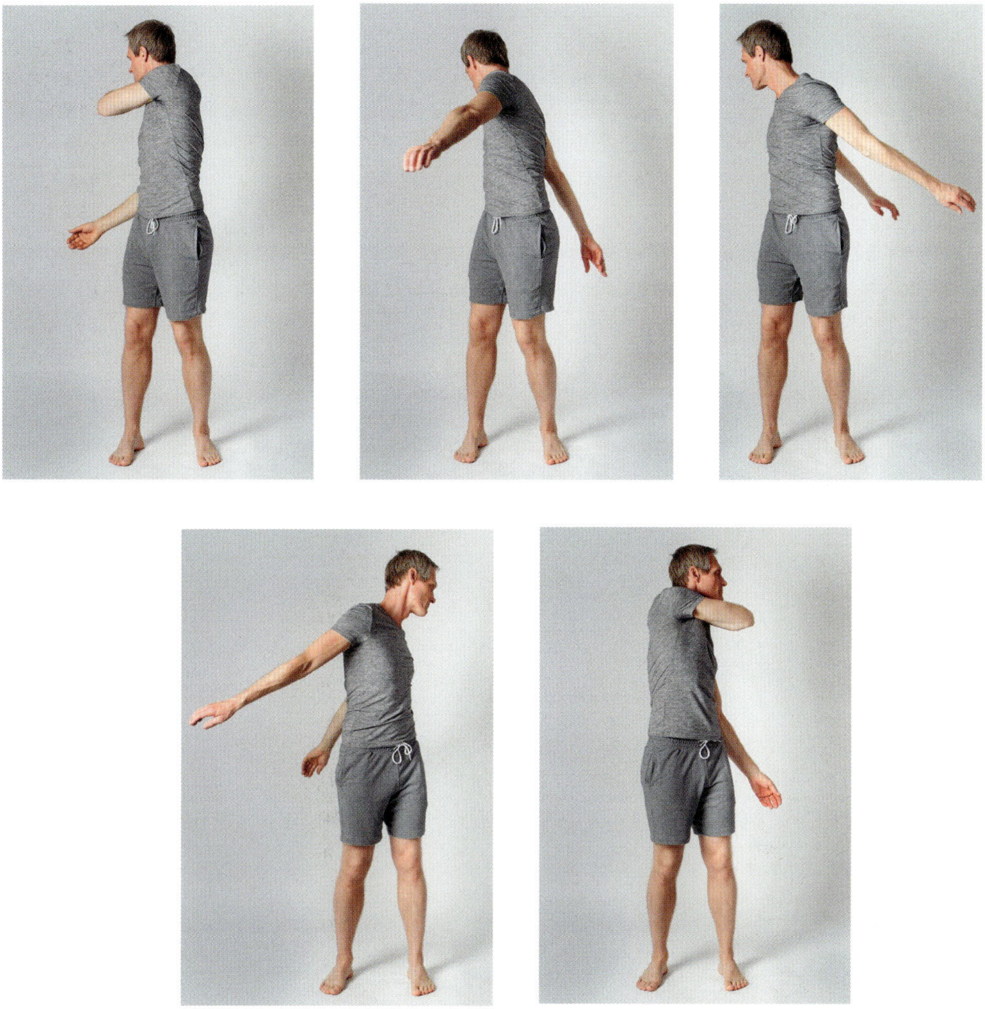

Schwungvariante 1

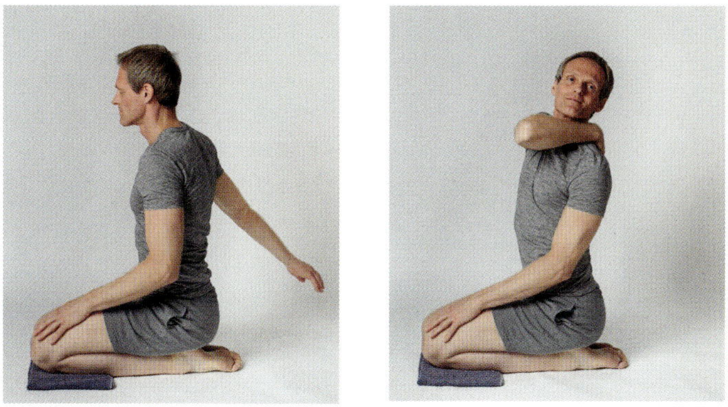

Schwungvariante 2

(3) Der seitliche Armschwung

Schwungausführung

Der seitliche Armschwung wird zuerst mit dem einen Arm, dann mit dem anderen Arm ausgeführt. Entsprechend der Bilderserie, wird die Schwungausführung mit dem linken Arm beschrieben.

- Stehen Sie stabil, etwa schulterbreit. Die Hände sind entspannt und locker geöffnet. Die Handfläche zeigt permanent nach vorne. Durch diese Handposition bleibt der Schwungarm hinter dem Körper gestreckt.
- Wenn der Schwungarm hinter den Körper schwingt, neigen Sie den Oberkörper zur gleichen Seite des Schwungarmes und bewegen Ihr Becken ein wenig zur Gegenseite.
- Nun führen Sie genau die Gegenbewegung aus. Schieben Sie Ihr Becken zur Seite des Schwungarmes und bewegen Sie den Oberkörper zu Gegenseite.
- Der Schwungarm wird nun, wie bei der klassischen »Hampelmann-Übung«, im Halbkreis seitlich nach oben geschwungen.
- Am Ende der Bewegung beugen Sie den Ellbogen und berühren kurz mittig den Nacken, bevor der Arm von selber wieder nach unten und hinter den Körper schwingt.
- Führen Sie für jede Körperseite die vorgegebene Wiederholungszahl *(aus Kapitel VI »Schlüsseltests und Übungsphasen«)* und die dort vorgegebenen Durchgänge aus. Das ist der seitliche Armschwung.

Schwungimpuls

Der fasziale Gummibandeffekt *(siehe Kapitel II.2)* zeigt sich jeweils oben und hinter dem Körper am Bewegungsende. Um jedoch den Schwungarm von unten nach oben zu schwingen, bedarf es eines aktiven Schwungimpulses. Schwingt der Schwungarm hinter den Körper, bewegt sich der Oberkörper zur Seite des Schwungarmes und das Becken zur Gegenseite. Das passiert wie von selbst, denn es handelt sich um eine Bewegung, die Sie nur zulassen müssen. Doch nun setzen Sie einen Impuls. Soll der Arm wieder hochschwingen, muss sich das Becken zur Seite des Schwungarmes bewegen und der Oberkörper zur Gegenseite. Diese Bewegung müssen Sie aktiv unterstützen. Schwingen Sie den Schwungarm kraftvoll nach oben. Doch achten Sie darauf, dass Sie den Schwungarm nicht aktiv nach oben führen, sondern der Impuls aus dem Becken, dem Oberkörper und dem faszialen Gummibandeffekt kommt.

③ Der seitliche Armschwung – *Schwungausführung*

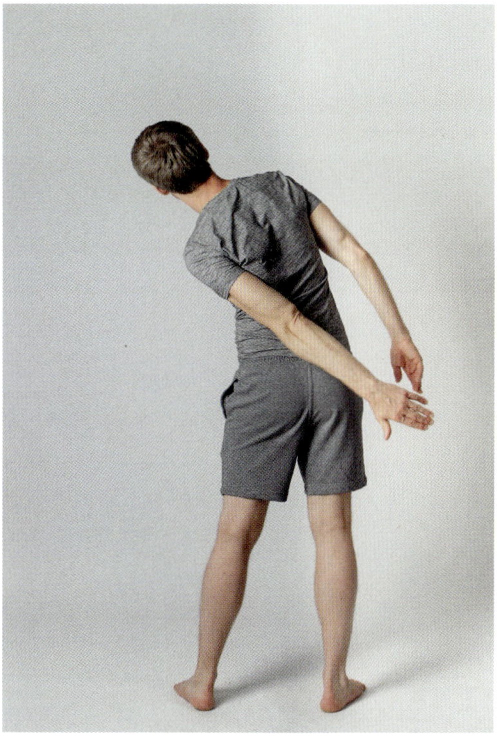

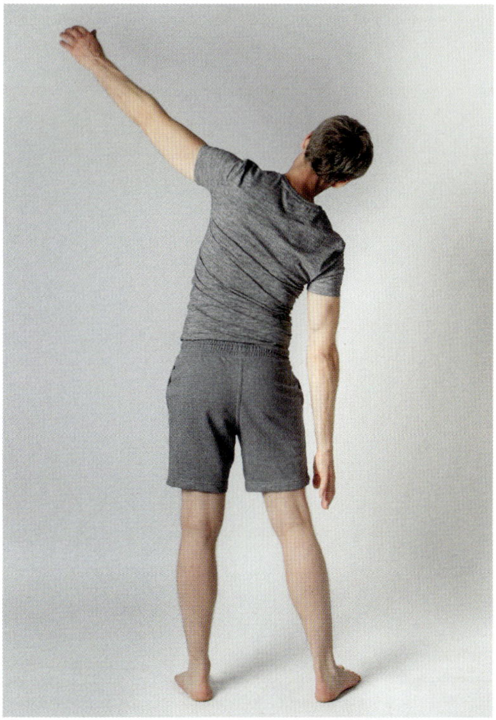

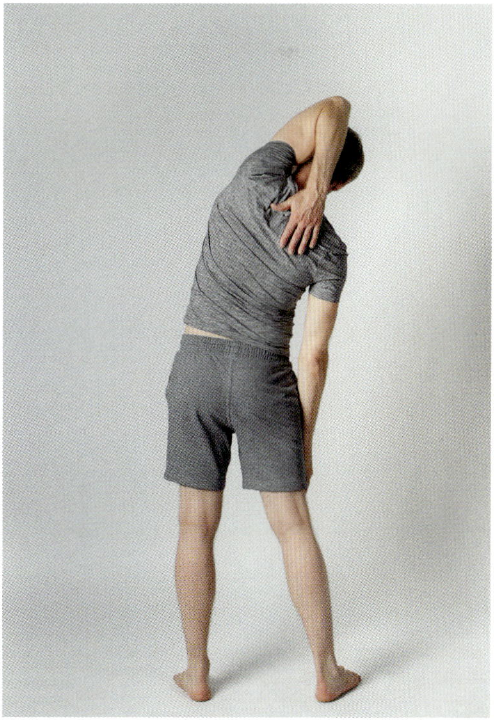

Schwungvarianten

1. Wenn Sie nach unten schwingen, drehen Sie die Handfläche nach hinten. Der Ellbogen wird sich beugen und der Unterarm hinter den Rücken schwingen. Nun müssen Sie den Schwungimpuls etwas verstärken, um den Arm wieder hoch zu schwingen.
2. Führen Sie den seitlichen Armschwung im engen Stand durch.

Schwungwirkung

Körpermechanik & Gelenke: Die weite Armbewegung hinter den Körper und hinter den Kopf wirkt befreiend auf den gesamten Schultergürtel. Besonders diese Schwungbewegung löst Verklebungen zwischen Schulterblatt und Rumpf. In der Startposition öffnet sich das Schultergelenk. Die seitlich verlaufenden faszialen Strukturen vom Hinterhaupt bis in den Arm werden gelöst.

Myofasziale Leitbahnen: In der Endposition öffnet sich die tiefe rückwärtige Armlinie sowie die oberflächliche frontale Armlinie *(siehe Kapitel III.2)*. Wenn der Arm in die Startposition zurückschwingt, wird die oberflächliche rückwärtige Armlinie besonders in den oberen Anteilen gedehnt. Im Bereich des Schultergelenks werden auch Teile der tiefen rückwärtigen Armlinie entspannt. In der Schwungvariante 2 *(siehe Abb.)* entsteht zusätzlich ein guter Effekt auf die Laterallinie.

Triggerbänder: Die Startposition hat einen guten Effekt auf das Schulter-Mastoid-Triggerband *(siehe Kapitel III.3)*.

Für den PROFI Die Dehnung der myofaszialen Strukturen im Bereich des Trapezius (Kapuzenmuskel) erfolgt nicht wie üblich. Es entfernt sich nicht der Kopf von der Schulter, sondern die Schulter vom Kopf.

③ Der seitliche Armschwung – *Schwungvarianten*

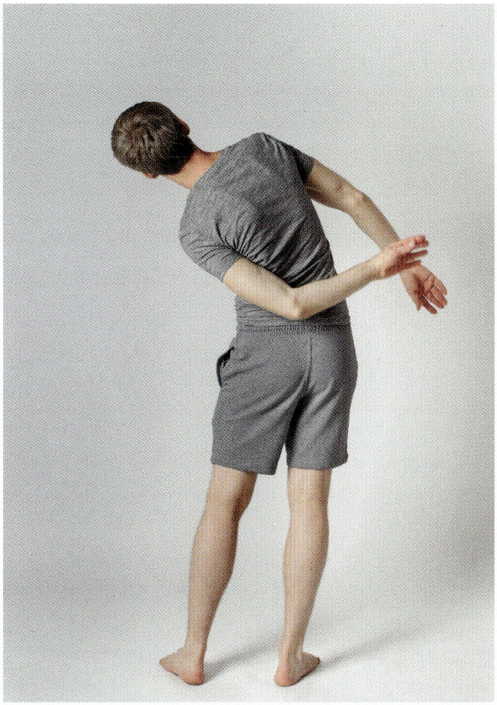

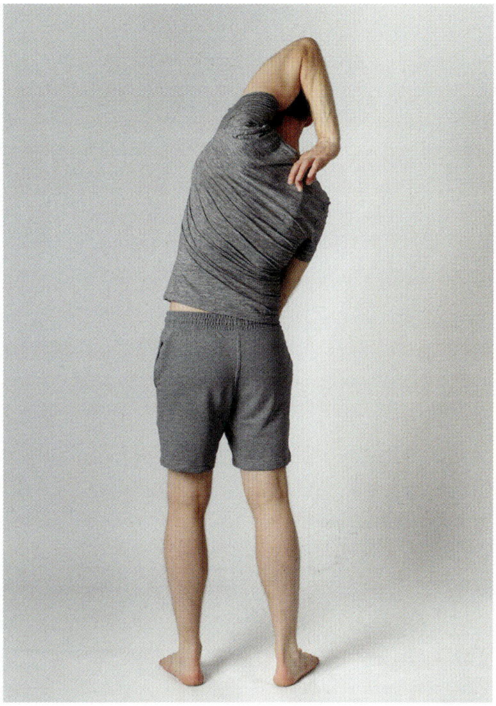

Schwungvariante 1

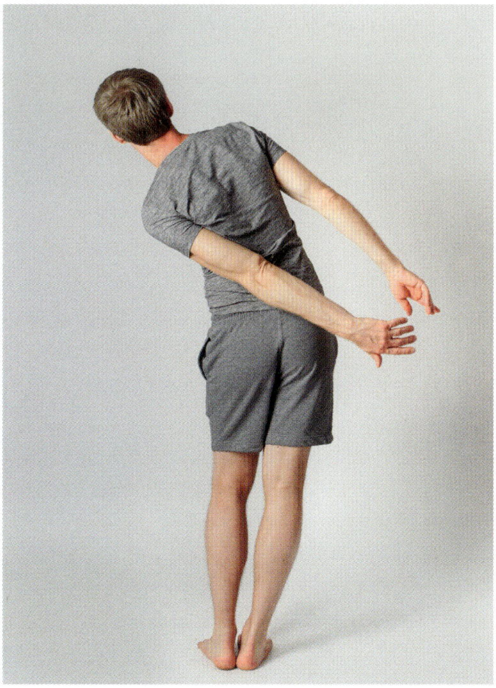

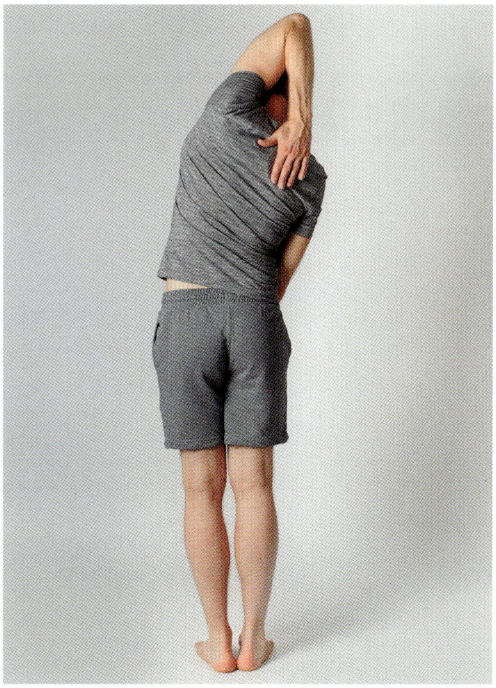

Schwungvariante 2

(4) Die Armschleuder

Schwungausführung

Die Armschleuder wird mit beiden Armen gleichzeitig, mit entgegengesetzter Bewegung ausgeführt.

- Stehen Sie stabil, etwas weiter als schulterbreit. Drehen Sie den Oberkörper hin und her. Die Arme bleiben dabei locker.
- Durch die Fliehkraft werden die Arme nach außen geschleudert und »wickeln« sich, jeweils vorne und hinten, um Ihren Körper.
- Wichtig ist, dass die Arme frei schwingen.
- Lassen Sie die Bewegung langsam größer werden.
- Führen Sie für jede Körperseite die vorgegebene Wiederholungszahl *(aus Kapitel VI »Schlüsseltests und Übungsphasen«)* und die dort vorgegebenen Durchgänge aus. Das ist die Armschleuder.

Schwungimpuls

Bei der Rotation des Rumpfes spannen sich die Faszien des Oberkörpers. Es kommt zum faszialen Gummibandeffekt *(siehe Kapitel II.2)*. Doch ein Großteil des Schwungimpulses entsteht aus der wiederholten, aktiven Drehung des Oberkörpers. Bei der Armschleuder ist es besonders wichtig, ein Gefühl für das Timing zu entwickeln. Erst wenn sich die Arme maximal um Ihren Körper gewickelt haben, setzen Sie den Gegenimpuls mit dem Oberkörper.

Schwungwirkung

Körpermechanik & Gelenke: Auch wenn es häufiger zu Einschränkungen in der Außenrotation im Schultergelenk kommt, ist die Innenrotation für die Schultermechanik und für den Alltag sehr wichtig. Die Armschleuder ist die fasziale Schwungbewegung der Schulterinnenrotation. Zudem wird die Wirbelsäule und der Rumpf in der Rotation mobilisiert. Der permanente Wechsel zwischen der Rotation nach rechts und nach links wirkt besonders befreiend. Auch auf die Atmung. Die Rotation überträgt sich zudem auf die Hüft-, Knie- und Fußgelenke, sowie auf das Becken und somit auch auf das Kreuzdarmbeingelenk.

Myofasziale Leitbahnen: Wenn sich der Arm vorne um den Körper wickelt, wird die oberflächliche rückwärtige Armlinie in ihrer Gesamtheit geöffnet *(siehe Kapitel III.2)*. Die Spirallinie wird im ständigen Wechsel gedehnt und verkürzt. Der fasziale Gummibandeffekt ist in der Rotation gut spürbar.

Triggerbänder: In der vorderen Position kommt es zu einem hervorragenden Effekt auf das hintere Armtriggerband *(siehe Kapitel III.3)*.

④ Die Armschleuder – *Schwungausführung*

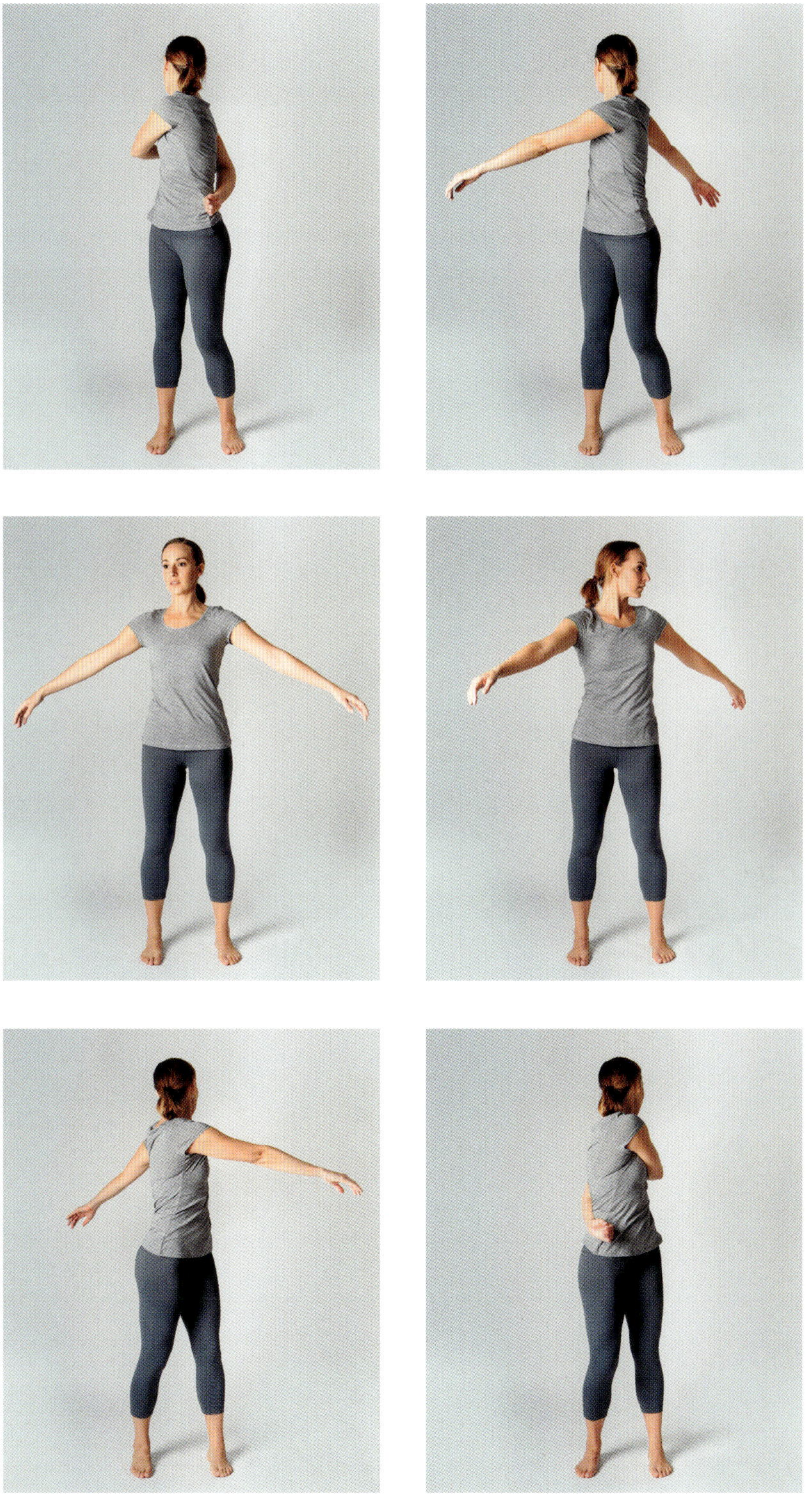

Die Rumpfschwünge

(5) Der Aufrichter

Schwungausführung

Diese fasziale Schwungbewegung hat sowohl einen positiven Effekt auf den Rumpf als auch auf die Arme. Um sie korrekt auszuführen, muss die Konzentration jedoch auf der Aufrichtung des Rumpfes liegen. Daher wird der Aufrichter den Rumpfschwüngen zugeordnet.

- Der Aufrichter wird mit beiden Armen gleichzeitig ausgeführt. Stehen Sie stabil, etwas weiter als schulterbreit. Beugen Sie den Oberkörper nach vorne und überkreuzen Sie die Arme, so dass die linke Hand die rechte, hintere Schulter berührt und die rechte Hand die linke, hintere Schulter. Gerade so, als wenn Sie sich selbst umarmen wollen. Der Kopf ist nach vorne geneigt und liegt quasi in den Armen. Nun beginnt die eigentliche Schwungbewegung.
- Lassen Sie die Arme locker fallen und richten Sie Ihren Oberkörper gleichzeitig auf. Auch der Kopf streckt sich. Ihre Arme schwingen nach oben außen.
- Wenn die Arme von selber wieder hinunter fallen, beugen Sie gleichzeitig den Oberkörper und schauen nach unten. Die Arme schwingen automatisch in die Startposition.
- Beim Überkreuzen der Arme dürfen die Hände ruhig mit einem Klatschen die jeweils gegenüberliegende hintere Schulter berühren. Nun richten Sie sich auf und die Arme schwingen wieder nach oben außen.
- Führen Sie die vorgegebene Wiederholungszahl *(aus Kapitel VI »Schlüsseltests und Übungsphasen«)* und die dort vorgegebenen Durchgänge aus. Das ist der Aufrichter.

Schwungimpuls

Der Schwungimpuls für den Aufrichter bedarf etwas Übung. Voraussetzung ist eine gute Beweglichkeit der Brustwirbelsäule. Beim Überkreuzen der Arme beugen Sie die Brust- und Halswirbelsäule, als wenn Sie einen Katzenbuckel machen. Nehmen Sie die Spannung aus den Armen und richten Sie gleichzeitig Ihren Oberkörper auf. Es ist wichtig, die Brustwirbelsäule kräftig zu strecken, damit die Arme genügend Schwung bekommen, um nach oben außen zu schwingen. Achten Sie darauf, dass Sie die Arme nicht aktiv heben. Der Schwungimpuls kommt aus der schnellen, aktiven Streckung der Brustwirbelsäule. Der fasziale Gummibandeffekt *(siehe Kapitel II.2)* ist bei dieser faszialen Schwungbewegung nur gering beteiligt. Achten Sie darauf, dass Sie in der Startposition die Arme wechseln.

Schwungwirkung

Körpermechanik & Gelenke: Da die Brustwirbelsäule durch die Rippen das geringste Bewegungsvermögen hat, kann es hier oft schon sehr frühzeitig (im Jugendalter) zu relevanten Bewegungseinschränkungen kommen, die sich unter Umständen zu einer Rundrücken-Fehlstellung entwickelt,

Für den PROFI Überprüfen Sie bei Hals- oder Lendenwirbelsäulenbeschwerden zuerst die Streckung der Brustwirbelsäule. Die eigentliche Ursache ist oft eine kyphosierte (gekrümmte) BWS. Der Schlüsseltest für den Aufrichter *(siehe Kapitel VI)* ist als Test sehr gut geeignet oder die Hebung der Arme über den Kopf bei gleichzeitiger Ellbogenstreckung. Beurteilen Sie auch die Lendenlordose (Hohlkreuz).

(5) Die Rumpfschwünge – *Schwungausführung*

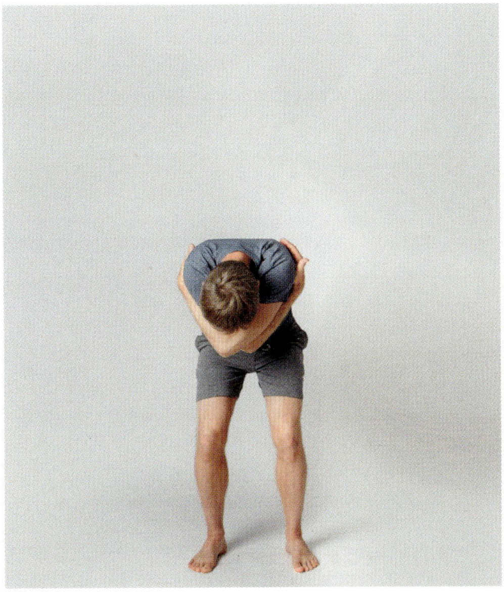

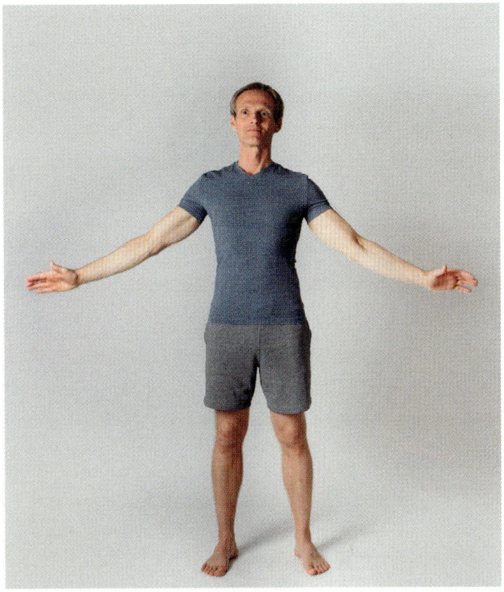

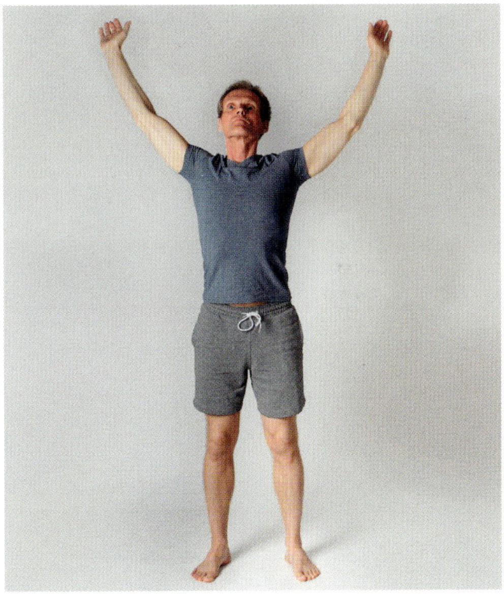

die sich negativ auf die Lendenwirbelsäule und die Halswirbelsäule auswirkt. Der Aufrichter ist besonders wichtig für die Mobilität der Brustwirbelsäule. Denn in der Startposition soll die Brustwirbelsäule möglichst maximal gebeugt und in der Endposition maximal gestreckt werden. Nur so entwickelt sich der optimale Schwungimpuls. Der permanente Wechsel zwischen Beugung und Streckung fördert intensiv die Beweglichkeit der Brustwirbelsäule und damit auch die Atmung. Zudem kommt es in der Startposition zu einer Dehnung der hinteren Muskulatur des Schultergürtels und in der Endposition zu einer Öffnung der Brustmuskulatur.

Myofasziale Leitbahnen: In der Startposition werden die hinteren Armlinien geöffnet und in der Endposition die vorderen Armlinien. In der Endposition öffnet sich ebenso die funktionelle Frontallinie *(siehe Kapitel III.2)*.

Triggerbänder: Der Aufrichter hat natürlich einen wichtigen Effekt auf die faszialen Strukturen unseres Körpers. Jedoch ist hier keine isolierte Wirkung auf ein Triggerband zu nennen.

⑥ Die halbe Rumpfbeuge

Schwungausführung

Stehen Sie stabil. Stellen Sie die Füße eng zusammen, so dass sich möglichst die Fußinnenkanten berühren.

- Beugen Sie den Oberkörper nach vorne und lassen Sie Ihren Kopf hängen.
- Führen Sie die Übung immer mit gestreckten Kniegelenken durch. Das ist wichtig.
- Lassen Sie die Arme, den Kopf und den gesamten Oberkörper locker hängen.
- Beginnen Sie nun, die Arme neben dem Körper zu schwingen. Etwas im Ellbogen gebeugt, schwingen die Arme nun parallel vor und zurück. Durch die Armbewegungen wippt der Oberkörper leicht hoch und runter.
- Wenn Sie ein geringes Ziehen hinten in den Beinen oder auch entlang der Wirbelsäule verspüren, ist das anfänglich normal. Mit zunehmender Beweglichkeit verschwindet dies.
- Bei guter Flexibilität ist es möglich, dass die Fingerspitzen bei jeder Wiederholung kurz den Boden berühren. Wer das als störend empfindet, kann sich auf ein dickes Buch oder eine andere Erhöhung stellen.
- Führen Sie die vorgegebene Wiederholungszahl *(aus Kapitel VI »Schlüsseltests und Übungsphasen«)* und die dort vorgegebenen Durchgänge aus. Das ist die halbe Rumpfbeuge.

Schwungimpuls

Der Schwungimpuls entsteht aus der hinteren faszialen Kette und auch der Rückenmuskulatur.

Durch den vorgebeugten Oberkörper bringen Sie beides auf Spannung. Achten Sie darauf, dass auch der Kopf möglichst frei hängt. Denn das spannt zusätzlich die durchgehenden, hinteren Faszien. Auch die Arme schwingen locker.

Schwungvarianten

Verändern Sie die Position Ihrer Füße. Lassen Sie die Zehenspitzen nach außen oder nach innen zeigen. Sie werden spüren, dass sich die fasziale Spannung bei jeder Positionsänderung unterscheidet.

Schwungwirkung

Körpermechanik & Gelenke: Erstaunlich viele Menschen erreichen bei gestreckten Kniegelenken nicht mit den Fingern die Zehen. Tatsächlich ist dies ein Zeichen für eine deutliche Verkürzung. Störungen in diesen faszialen Strukturen führen oft zu Rückenschmerzen. Die halbe Rumpfbeuge ist die ideale Übung, um dem entgegen zu wirken.
Myofasziale Leitbahnen: Die halbe Rumpfbeuge ist die Isolationsübung für die Öffnung der oberflächlichen Rückenlinie *(siehe Kapitel III.2)*. Durch die kleinen Schwungbewegungen der Arme kommt es zu einer leichten, permanent wechselnden, rhythmischen Verlängerung und Verkürzung der oberflächlichen Rückenlinie. Bei regelmäßiger Anwendung dieser faszialen Schwungbewegung ist bereits nach einigen Wochen mit einer klaren Verbesserung der Beweglichkeit zu rechnen.
Triggerbänder: Das Steißbein-Mastoid-Triggerband und das hintere Oberschenkeltriggerband werden optimal geöffnet *(siehe Kapitel III.3)*.

Für den PROFI

Durch Sie durchgeführte passive Dehnungen in der Therapie oder im Training sollten stets möglichst viele Gelenke involvieren. Leichte dynamisch-federnde Bewegungen in der Maximalposition der Dehnung haben oftmals einen besonders positiven Effekt auf fasziale Verklebungen.

⑥ Die halbe Rumpfbeuge – *Schwungausführung*

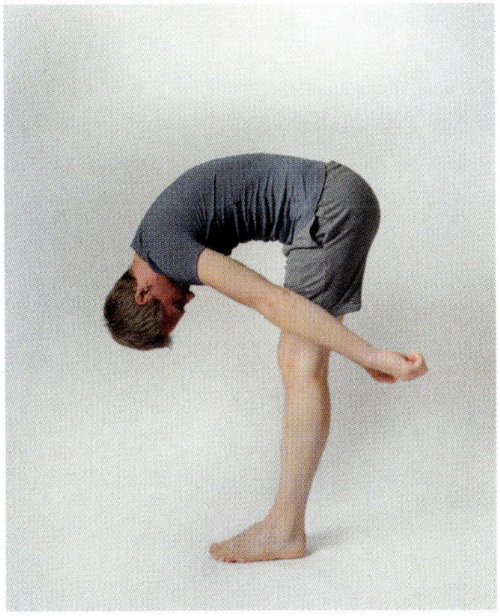

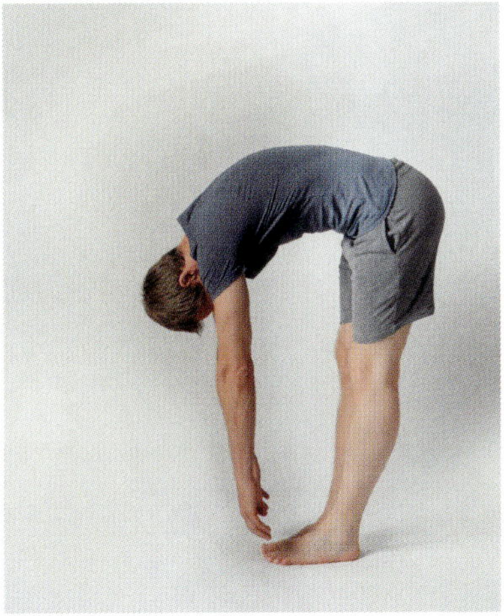

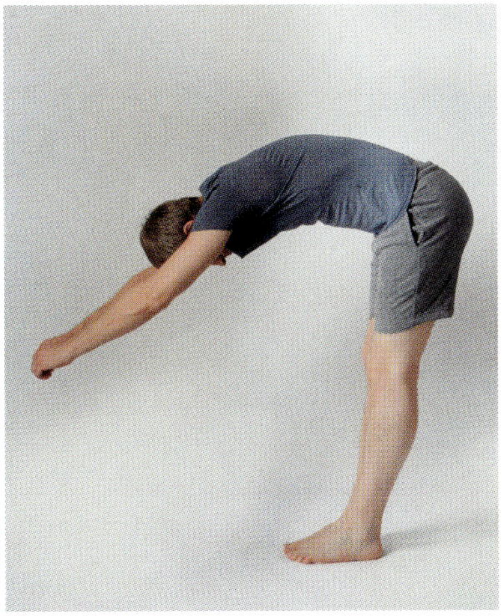

(7) Die seitliche Rumpfbeuge

Schwungausführung

Stehen Sie schulterbreit. Die Knie sind gestreckt. Sie stehen aufrecht und die Arme sind entspannt.

- Neigen Sie nun den Kopf und den Oberkörper zur Seite und schieben Sie das Becken zur Gegenseite.
- Beginnen Sie langsam und lassen sich zunehmend in die Seitneigung von Kopf und Rumpf hineinfallen. Die Arme lassen Sie locker neben dem Körper hängen. Die Beine bleiben gestreckt.
- Schwingen Sie nun immer wieder den Kopf und den Oberkörper, ähnlich wie ein Pendel, von der einen zur anderen Seite.
- Führen Sie für jede Körperseite die vorgegebene Wiederholungszahl *(aus Kapitel VI »Schlüsseltests und Übungsphasen«)* und die dort vorgegebenen Durchgänge aus. Das ist die seitliche Rumpfbeuge.

Schwungimpuls

Bei der seitlichen Rumpfbeuge spielt der fasziale Gummibandeffekt *(siehe Kapitel II.2)* eigentlich die Hauptrolle. Es bedarf allerdings etwas Übung, den Kopf und auch den Rumpf locker zu lassen und sich in die Seitneigung »hineinfallen« zu lassen. Doch wenn Sie in dieser Schwungbewegung Ihren Rhythmus gefunden haben, werden Sie merken, dass Sie wie von selbst hin und her schwingen. Dann lässt sich der Gummibandeffekt bei dieser faszialen Schwungbewegung gut spüren.

⑦ Die seitliche Rumpfbeuge – *Schwungausführung*

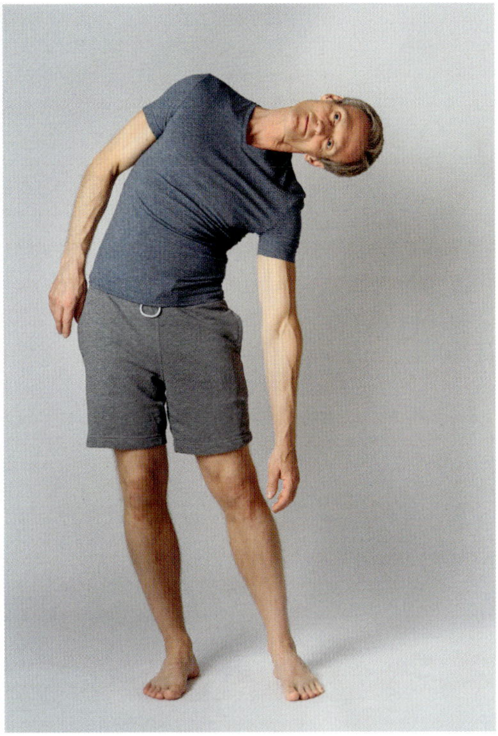

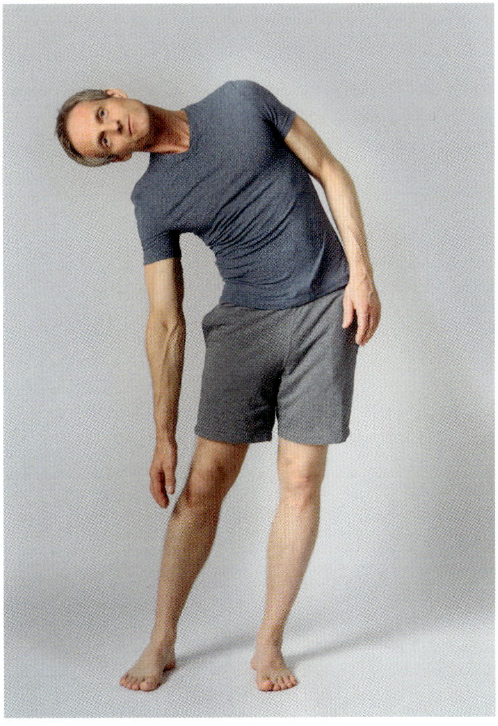

Schwungvarianten

1. Stellen Sie die Füße eng aneinander. Das Bein auf der verkürzten Seite kann leicht gebeugt werden. Das Bein auf der gedehnten Seite bleibt stets gestreckt.
2. Verändern Sie die Fußposition. Lassen Sie die Fußspitzen mal nach außen und mal nach innen zeigen.

Schwungwirkung

Körpermechanik & Gelenke: Die Seitneigung des Kopfes ist die Bewegung in der Halswirbelsäule, die am häufigsten eingeschränkt ist. Sie wird nur selten gebraucht. Im Alltag drehen wir den Kopf, schauen nach unten und gelegentlich auch nach oben. Das gleiche gilt für die Lendenwirbelsäule. Am meisten brauchen wir die Beugung, die Streckung und gelegentlich auch die Rotation. Natürlich finden im Alltag immer Mischbewegungen statt. Die Seitneigung wird jedoch am wenigsten benötigt. Wenn dadurch mit der Zeit Bewegungseinschränkungen entstehen, hat dies negative Folgen auf unsere gesamte Wirbelsäule. Die seitliche Rumpfbeuge wirkt dem sehr effektiv entgegen.

Myofasziale Leitbahnen: Die seitliche Rumpfbeuge ist die isolierende fasziale Schwungbewegung für die Laterallinie *(siehe Kapitel III.2)*.

Triggerbänder: Die seitliche Rumpfbeuge hat einen guten Effekt auf das seitliche Oberschenkeltriggerband und das Schulter-Mastoid-Triggerband *(siehe Kap. III.3)*.

7 Die seitliche Rumpfbeuge – *Schwungvarianten*

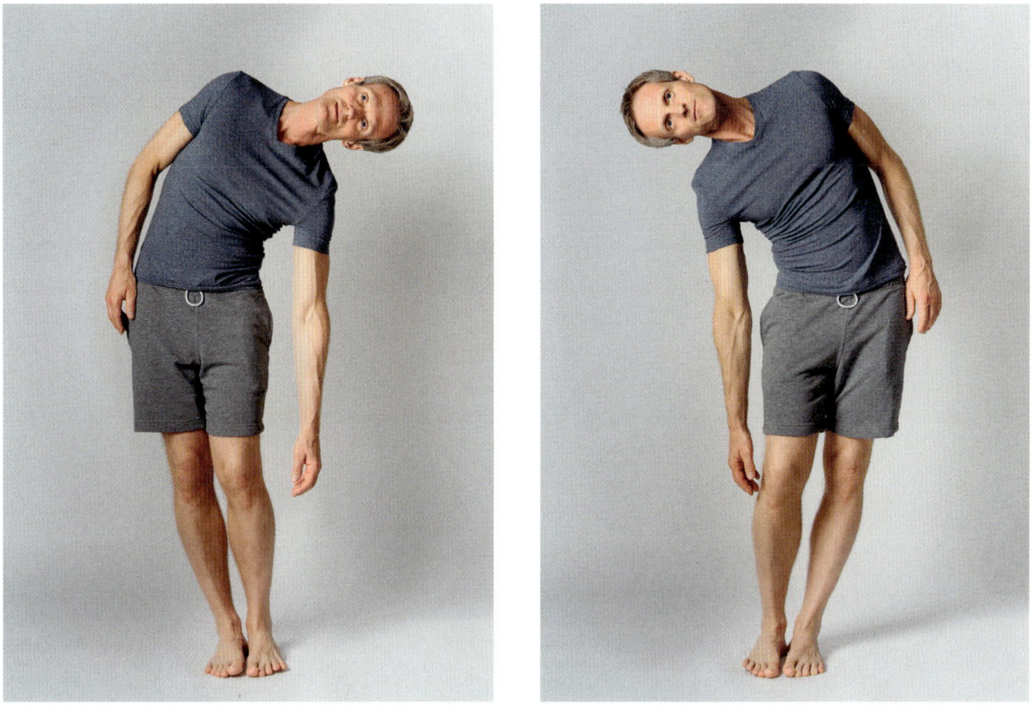

Schwungvariante 1

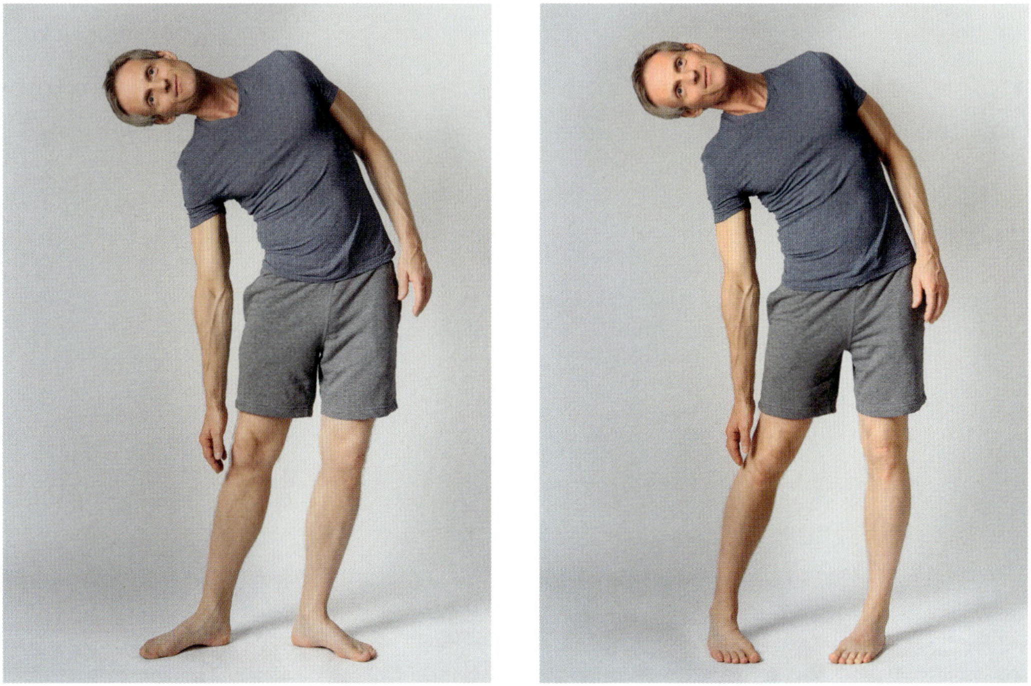

Schwungvariante 2

Die Beinschwünge

Die freie Ausführung der Beinschwünge setzt einen sicheren Einbeinstand voraus. Versuchen Sie zunächst die Beinschwünge freistehend auszuführen. Um sich besser auf den Bewegungsablauf der faszialen Beinschwünge konzentrieren zu können, kann es jedoch sinnvoll sein, sich anfänglich durch Festhalten zu stabilisieren. Wenn es Ihnen gar nicht möglich ist, frei auf einem Bein zu stehen, nutzen Sie stets einen festen Halt. Üben Sie fortan in diesem Fall täglich den Einbeinstand, zum Beispiel beim Zähneputzen oder einfach zwischendurch. Wenn Sie einen normalen Einbeinstand beherrschen, wählen Sie keinen festen Halt. Legen Sie lediglich die flache Hand an die Wand und stabilisieren Sie sich so. Meist ist diese Variante ausreichend und das Standbein ist dennoch gefordert, Gleichgewichtsreaktionen zu zeigen. Denn das klare Ziel ist, alle Beinschwünge freistehend auszuführen. Und auch wenn es anfänglich unmöglich erscheinen mag. Es wird Ihnen mit der Zeit gelingen!

(8) Der klassische Beinschwung

Schwungausführung

Der klassische Beinschwung ist der einfachste Beinschwung. Wenn Sie keinen sicheren Einbeinstand können, stabilisieren Sie sich seitlich auf Schulterhöhe mit der gleichseitigen Hand des Standbeines. Außerdem kann es vorkommen, dass Sie beim Schwingen mit dem Fuß des Schwungbeins stets den Boden berühren. Stellen Sie sich dann einfach auf eine leichte Erhöhung, z. B. auf ein dickes Buch. Reduzieren Sie die Erhöhung mit der Zeit, bis Sie den klassischen Beinschwung flach auf dem Boden ausführen können.

- Nun zu der Schwungausführung: Beginnen Sie, das Schwungbein locker vor- und zurückzuschwingen. Achten Sie dabei auf einen sicheren, rutschfesten Stand. Das Knie wird bei dem Rückschwung leicht gebeugt und beim Vorschwung gestreckt.
- Neigen Sie zusätzlich beim Zurückschwingen des Beines den Oberkörper etwas nach vorne und richten Sie ihn beim Vorschwingen wieder auf.
- Wie bei allen Schwungbewegungen, müssen Sie für den Bewegungsablauf zu Anfang ein Gefühl entwickeln. Lassen Sie sich dabei Zeit. Wie von selber wird die Bewegung nach und nach größer werden.
- Wenn Sie die Übung freistehend ausführen, lassen Sie den Arm auf der Standbeinseite mit dem Schwungbein mitschwingen. Sie werden merken, dass sich das gewohnt anfühlt, denn es entspricht dem Gangmuster.
- Führen Sie für jede Körperseite die vorgegebene Wiederholungszahl *(aus Kapitel VI »Schlüsseltests und Übungsphasen«)* und die dort vorgegebenen Durchgänge aus. Das ist der klassische Beinschwung.

⑧ Der klassiche Beinschwung – *Schwungausführung*

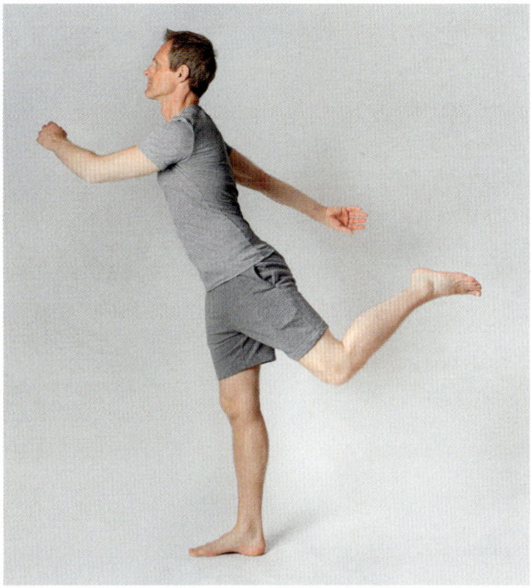

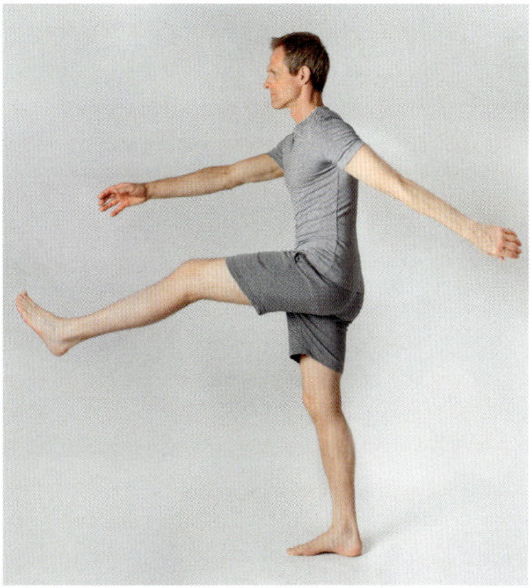

Schwungimpuls

Anfänglich, bei nicht so großem Bewegungsumfang, ist nur ein sehr geringer Impuls nötig.

Konzentrieren Sie sich zunächst auf einen stabilen Stand. Erst wenn Sie sicher und auch freistehend Ihr Bein vor- und zurückschwingen können, vergrößern Sie die Bewegung und verleihen dem Schwung mehr Dynamik. Der Schwungimpuls kommt aus dem Oberkörper, dem Standbein und natürlich dem faszialen Gummibandeffekt *(siehe Kapitel II.2)*. Bei jeder Übung ist der fasziale Gummibandeffekt sehr wichtig. Doch bei dieser Schwungbewegung ist er besonders auffällig. Denn das Hüftgelenk lässt sich nur auf etwa 10° strecken, aber auf bis zu 120° beugen. Beim Vorschwingen des Beines erreichen Sie zu Anfang beispielsweise einen Winkel von 40°, doch beim Zurückschwingen nur 5°. Nur durch den faszialen Gummibandeffekt kann es hier zu einer harmonischen Schwungbewegung kommen. Wenn das Bein zurückschwingt, spannt das Gewicht des Beines unsere Supergummibänder (unsere Faszien) und gibt die gleiche Energie beim Vorschwingen wieder ab. Zusätzlich neigen Sie bei der Rückbewegung des Schwungbeines den Oberkörper etwas nach vorne. Achten Sie jedoch in Ihrem vorgeneigten Oberkörper auf eine aufrechte Haltung. Bedenken Sie, dass unser Fasziensystem sprichwörtlich von Kopf bis Fuß verläuft. Durch die aufrechte Haltung, bei gleichzeitiger Rückbewegung des Schwungbeines, spannen Sie die frontal verlaufenden Faszien wie einen Flitzebogen. Ideal für den faszialen Gummibandeffekt. Der perfekte Schwungimpuls entsteht also aus einer Kombination des eben beschriebenen Flitzebogens und einer aktiven Streckung im Hüftgelenk des Standbeines.

Schwungvarianten

Wenn Sie den Schwung sicher beherrschen, können Sie die Intensität erhöhen. Schwingen Sie das Schwungbein weit nach hinten und mit einem starken Impuls, auch mit etwas Muskelkraft, wieder nach vorne und hoch. Denken Sie dabei an einen Karate-Tritt oder an eine Tänzerin, die ihr Bein weit nach oben schwingt.

Schwungwirkung

Körpermechanik & Gelenke: Der klassische Beinschwung hat eine sehr gute Wirkung auf die Beweglichkeit des Hüftgelenks. Besonders durch die Hüftstreckung wird der wichtigste Hüftbeugemuskel, der M. psoas major, gedehnt und gelockert. Da ein verkürzter Psoas zu einer Hohlkreuzfehlstellung führt, ist eine Verbindung zu Schmerzen im unteren Rücken sehr wahrscheinlich. Doch die Bewegung findet nicht allein im Hüftgelenk statt. Durch das Hin- und Herschwingen wird die Lendenwirbelsäule in allen Bewegungsrichtungen bewegt und mobilisiert. Bei jedem klassischen Beinschwung wird die Lendenwirbelsäule gestreckt, gebeugt, gedreht und zur Seite geneigt.

Myofasziale Leitbahnen: Die oberflächliche Frontallinie und die oberflächliche Rückenlinie *(siehe Kapitel III.2)* sind auf der Körperseite der Schwungbewegung beteiligt. Jedoch hat der klassische Beinschwung eine komplexe Wirkung auf das Zusammenspiel der myofaszialen Leitbahnen. Eine Isolation findet nicht statt.

Triggerbänder: Dies ist die optimale fasziale Schwungbewegung für das hintere Oberschenkeltriggerband *(siehe Kapitel III.3)*.

⑧ Der klassische Beinschwung – *Schwungvarianten*

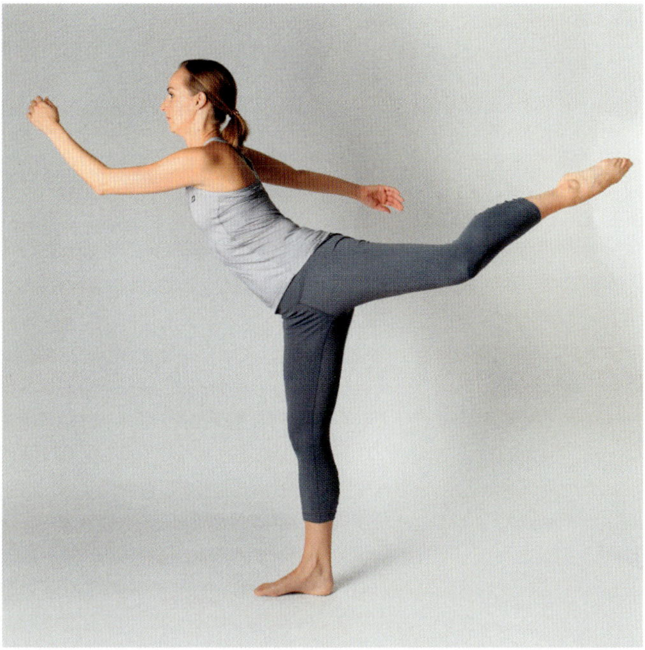

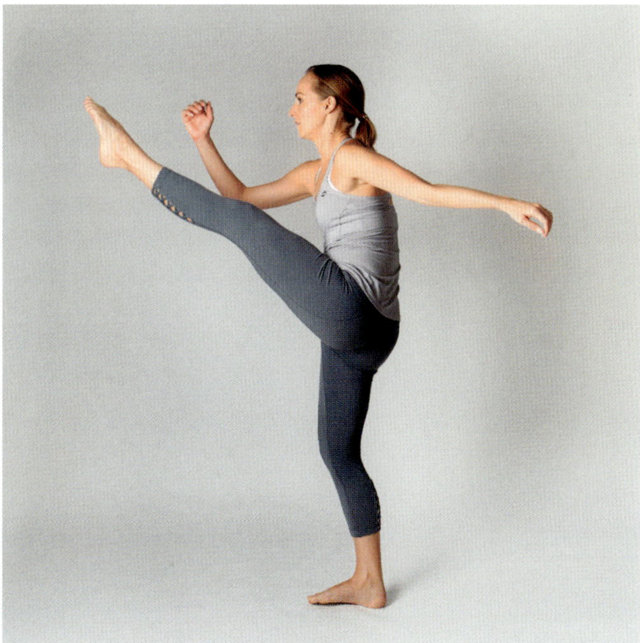

(9) Der gekreuzte Beinschwung

Schwungausführung

Wenn Sie keinen sicheren Einbeinstand können, stabilisieren Sie sich vor dem Körper auf Schulterhöhe mit der gleichseitigen Hand des Standbeines. Lehnen Sie beim Abstützen den Oberkörper nicht nach vorne. Achten Sie auf einen sicheren, rutschfesten Stand.

- Beginnen Sie nun das Schwungbein quer hin und her zu schwingen.
- Es schwingt nach außen, dann zurück nach innen, wobei es das Standbein vorne kreuzt. Das Schwungbein bleibt durchgehend gestreckt. Die freie Ausführung dieser faszialen Schwungbewegung ist recht anspruchsvoll, da es anfänglich nicht leicht ist, ruhig auf dem Standbein zu stehen.
- Als Ausgleich führen Sie eine Gegenbewegung mit den Armen aus. Wenn das Schwungbein nach außen schwingt, bewegen Sie die Arme zur Standbeinseite.
- Kreuzt das Schwungbein das Standbein, bewegen Sie die Arme wieder in die Gegenrichtung. Außerdem drehen Sie das Becken in die gleiche Richtung. Durch diese Beckenbewegung bzw. dieser Drehung in der Lendenwirbelsäule vergrößern Sie die Beinkreuzung.
- Versuchen Sie langsam, die Bewegung mit der Zeit immer größer werden zu lassen. Gut ausgeführt, hat die Bewegung etwas tänzerisches.
- Führen Sie für jede Körperseite die vorgegebene Wiederholungszahl *(aus Kapitel VI »Schlüsseltests und Übungsphasen«)* und die dort vorgegebenen Durchgänge aus. Das ist der gekreuzte Beinschwung.

Schwungimpuls

Um das Schwungbein nach außen zu schwingen, bedarf es eines kräftigen Impulses. Dieser ist umso intensiver, je weiter sich die Beine kreuzen. Denn so können sich die faszialen Gummibänder optimal spannen, sowohl durch die Beinkreuzung im Hüftgelenk, als auch durch die Drehung in der Lendenwirbelsäule. Zum Zeitpunkt der maximalen Beinkreuzung geben Sie einen leichten aktiven Impuls aus dem Becken, d. h. Sie drehen das Becken wieder in die Neutralstellung und schwingen das Schwungbein nach außen.

(9) Der gekreuzte Beinschwung – *Schwungausführung*

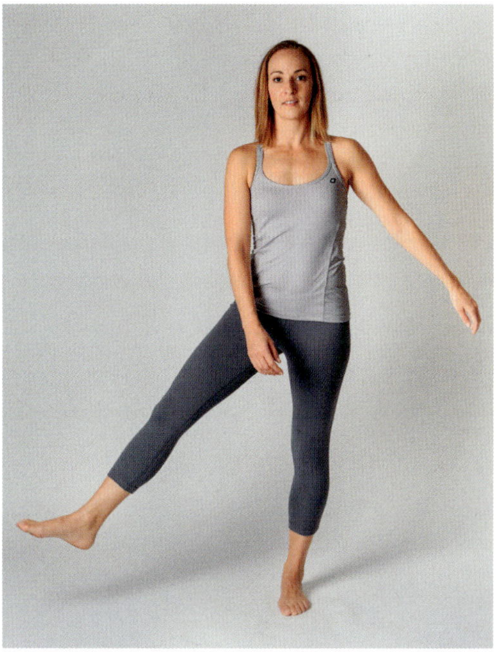

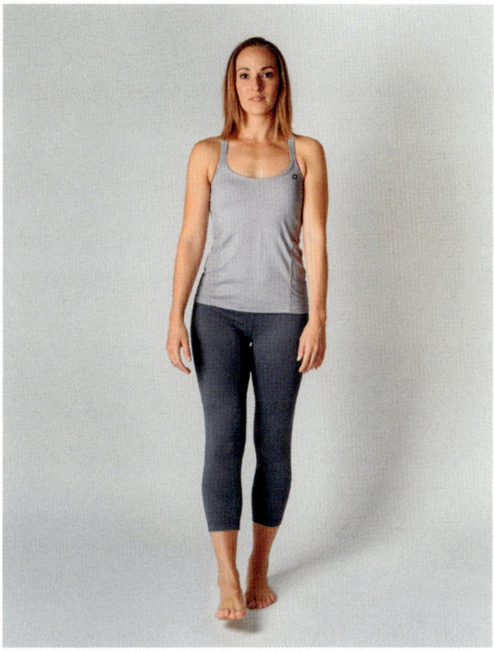

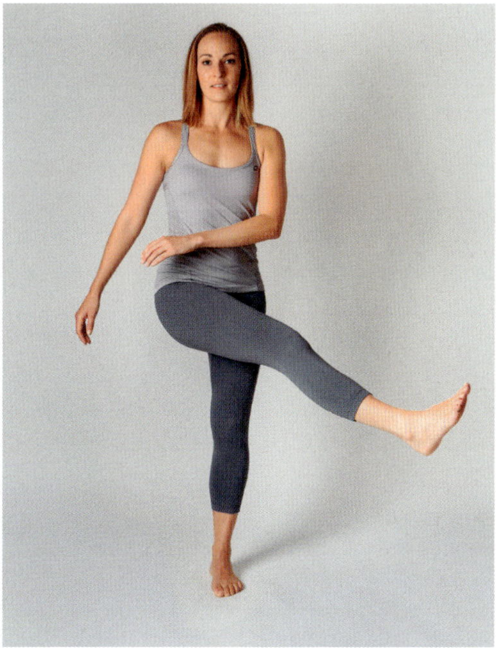

Schwungvarianten

Schwingen Sie das Schwungbein diagonal, d. h. von vorne/innen nach hinten/außen.

Schwungwirkung

Körpermechanik & Gelenke: Wie beim klassischen Beinschwung ist auch beim gekreuzten Beinschwung die Öffnung des Hüftgelenks sehr wichtig. Besonders die Bewegung nach innen in der Überkreuzung ist von großer Bedeutung. Bei vielen Menschen lässt sich ein Gangbild beobachten, bei dem die Schritte eher nach außen ausgeführt werden und nicht voreinander. Dies ist oft in einem beginnenden Beweglichkeitsverlust des Hüftgelenks begründet und kann sogar zu problematischen Fehlstellungen in den Kniegelenken führen. Der gekreuzte Beinschwung erhält die Mobilität für ein gesundes Gangbild.

Auch wenn Sie den gekreuzten Beinschwung am Anfang nicht freistehend ausführen, sind die stabilisierenden Effekte auf die Gelenke des Standbeines hervorzuheben.

Myofasziale Leitbahnen: Bei der Überkreuzung der Beine kommt es zu einem guten Effekt auf den unteren Anteil der Laterallinie *(siehe Kapitel III.2)*.

Triggerbänder: Die Beinüberkreuzung hat einen befreienden Effekt auf das seitliche Oberschenkeltriggerband *(siehe Kapitel III.3)*.

(9) Der gekreuzte Beinschwung – *Schwungvarianten*

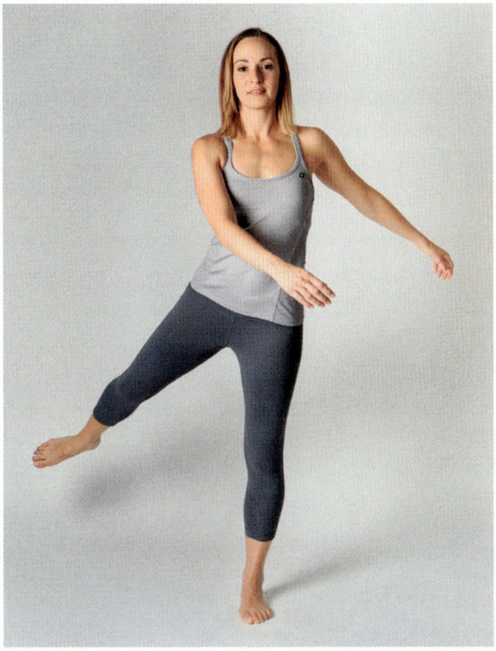

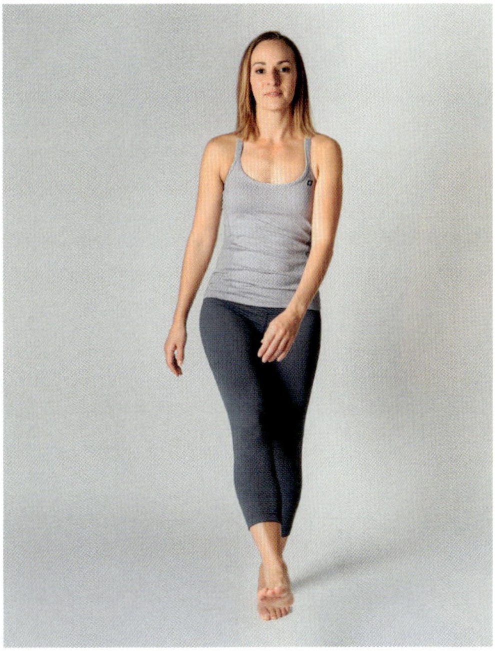

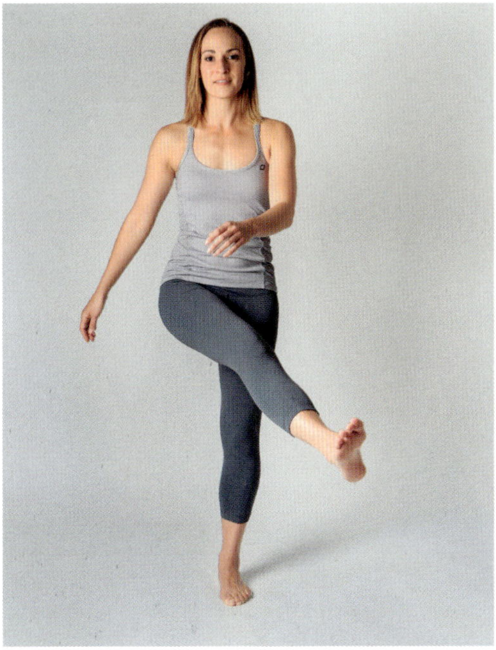

(10) Der Beinüberschlag

Schwungausführung

Der Beinüberschlag erfordert ein sehr gutes Gleichgewicht und ist somit der schwerste Beinschwung. Wenn Sie keinen sicheren Einbeinstand können, stabilisieren Sie sich seitlich auf Schulterhöhe mit der gleichseitigen Hand des Standbeines. Doch wenn möglich, führen Sie den Beinüberschlag frei aus.

- Halten Sie das Standbein leicht gebeugt.
- Schwingen Sie nun das Schwungbein in einem Halbkreis.
- Vorne überkreuzen Sie die Beine, als wenn Sie wie im Sitzen die Beine überschlagen wollen.
- Wenn Sie locker zurückschwingen, wird sich das Schwungbein zunächst strecken, dann aber hinter dem Standbein von selber beugen. Fast so, als wollten Sie unauffällig hinter dem Standbein mit ihrem Schwungbein einen Ball wegschießen.
- Beim Rückschwung streckt sich das Schwungbein wieder, beschreibt einen Halbkreis und schwingt zurück in den Beinüberschlag.
- Führen Sie für jede Körperseite die vorgegebene Wiederholungszahl *(aus Kapitel VI »Schlüsseltests und Übungsphasen«)* und die dort vorgegebenen Durchgänge aus. Das ist der Beinüberschlag.

Schwungimpuls

Wenn das Schwungbein über das Standbein schwingt, es also zu dem Beinüberschlag kommt, entsteht eine hohe fasziale Spannung. Der fasziale Gummibandeffekt *(siehe Kapitel II.2)* übernimmt den Hauptimpuls, wenn das Schwungbein aus dem Beinüberschlag in den Halbkreis schwingt. Beim Rückschwung verhält es sich genauso. Unsere Supergummibänder laden sich mit reichlich Energie. Ausreichend, um das Schwungbein über einen Halbkreis zurück in den Beinüberschlag zu schwingen. Unterstützend wirkt das Standbein mit leichten aktiven Impulsen.

Schwungwirkung

Körpermechanik & Gelenke: Der Beinüberschlag wirkt in komplexer Form auf die Beweglichkeit des Hüftgelenks. Häufig werden Schmerzen außen im Bereich des Hüftgelenks beklagt. Oft strahlen diese am seitlichen Oberschenkel entlang. Die Ursache sind oft fasziale Störungen. Der Beinüberschlag ist hier besonders effektiv.

Auch bei nicht freistehender Ausführung ist der stabilisierende Effekt auf das Standbein besonders intensiv. Speziell das Kniegelenk muss permanenten Rotationskräften widerstehen. Sie werden spüren, wie sehr sich die Stabilität ihres Kniegelenks verbessert. Insbesondere, wenn Sie nach und nach in der Lage sind, die Übung auch freistehend auszuführen.

Myofasziale Leitbahnen: Die myofaszialen Leitbahnen *(siehe Kapitel III.2)* werden im komplexen Zusammenspiel positiv beeinflusst. Es findet keine Isolation statt.

Triggerbänder: Der Beinüberschlag hat einen sehr guten Effekt auf das seitliche Oberschenkeltriggerband *(siehe Kapitel III.3)*.

(10) Der Beinüberschlag – *Schwungausführung*

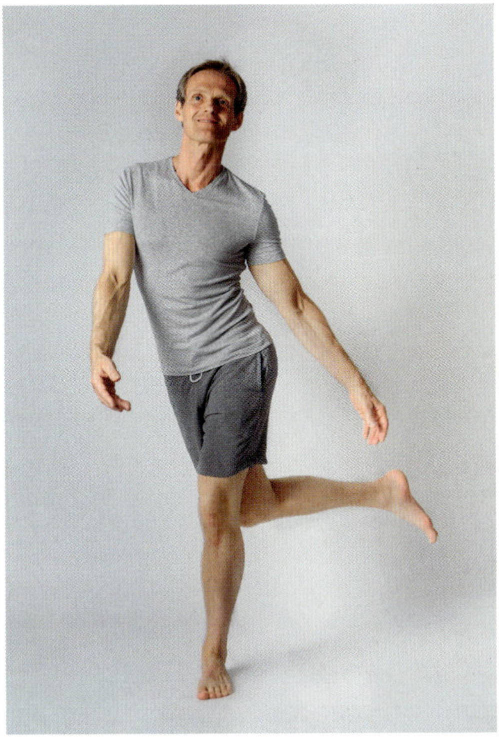

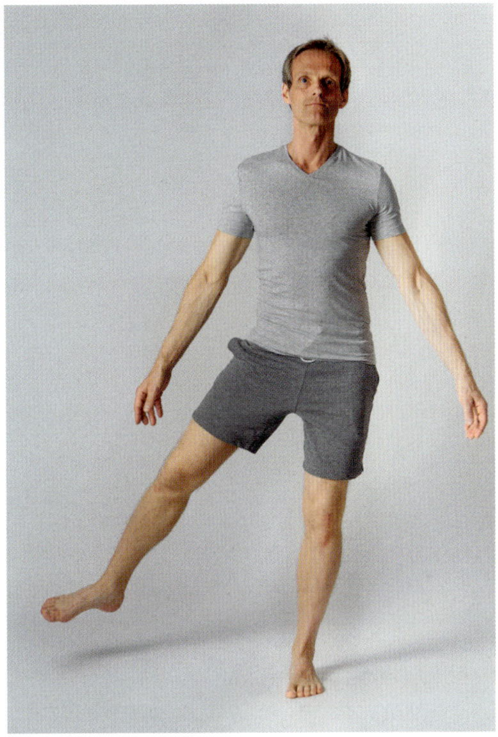

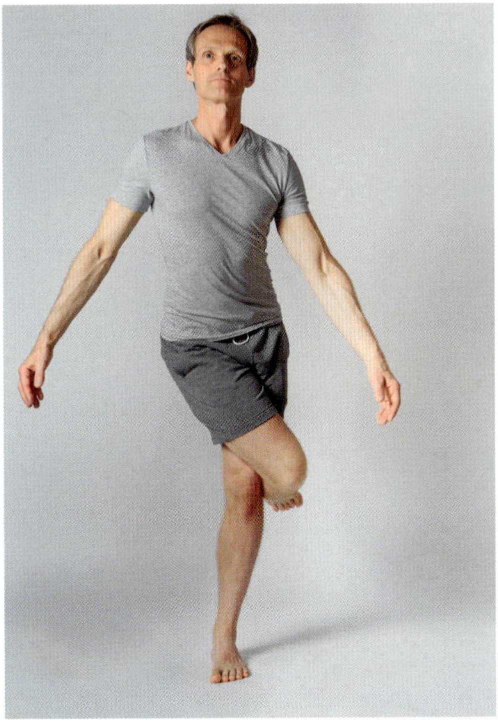

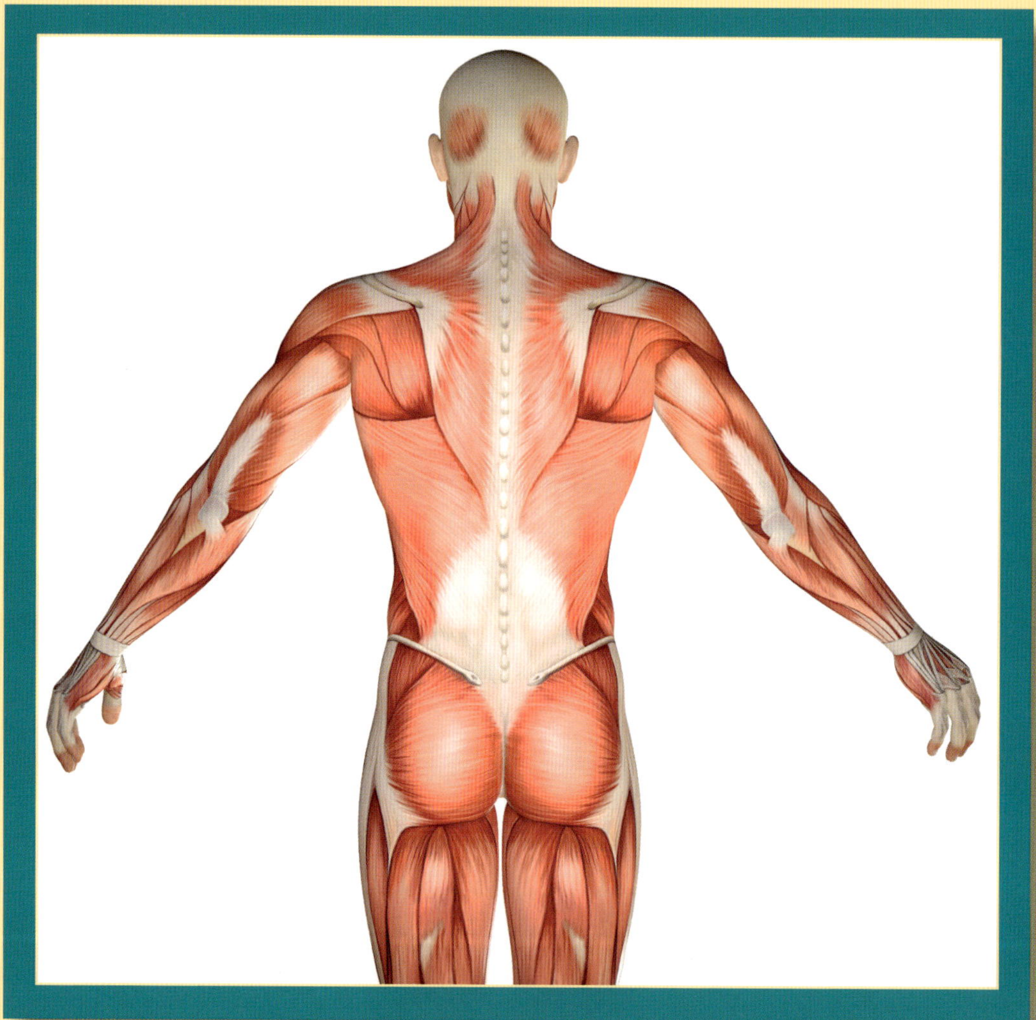

VIII.
Bei Beschwerden: Hilfe durch fasziale Schwung-bewegungen

Sehr unterschiedliche Beschwerden können durch Störungen im faszialen System ausgelöst werden *(siehe Kapitel II.3)*. Die regelmäßige Anwendung der faszialen Schwungbewegungen hat sowohl einen heilenden, als auch einen vorbeugenden Effekt auf die Gesundheit Ihrer Faszien. Dieses Kapitel zeigt, welche faszialen Schwungbewegungen und auch Schwungvarianten bei bestimmten Beschwerden besonders empfehlenswert sind. Wenden Sie die empfohlenen faszialen Schwungbewegungen einfach zwischendurch am Arbeitsplatz, in den Pausen oder natürlich auch in Ihrer Freizeit an.

Im Folgenden finden Sie eine kleine Auswahl verschiedener Symptome von Kopf bis Fuß geordnet.

WICHTIG: Stellen Sie sicher, dass die Ursache Ihrer Beschwerden keine ernste Erkrankung ist. Bitte sprechen Sie bei Unsicherheiten mit Ihrem Arzt. Auch sollte Ihren Beschwerden kein kürzlich erfolgter Unfall oder eine vor kurzem erfolgte Operation zu Grunde liegen. In diesem Fall besprechen Sie sich bitte ebenfalls mit Ihrem behandelnden Arzt.

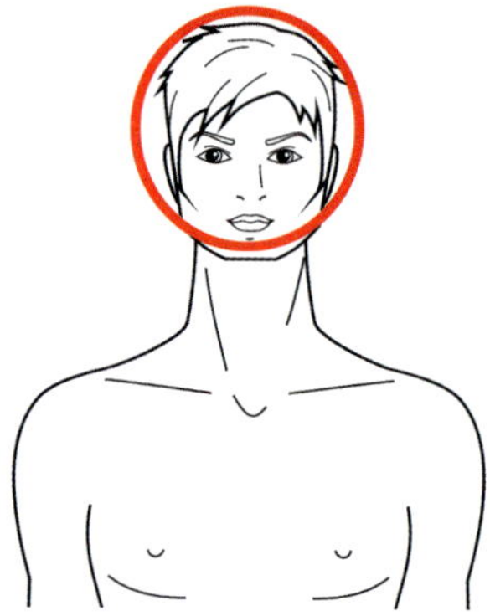

Kopf:
Schmerzen, Schwindel

Es gibt sehr viele Ursachen für Kopfschmerzen. Nicht selten wird die wahre Ursache nicht gefunden und es kann zum chronischen Kopfschmerz kommen. Durch sitzende Tätigkeiten und monotone Bewegungsmuster wird der Spannungskopfschmerz immer häufiger. Muskuläre Verhärtungen und Verklebungen der Faszien sind für diesen Kopfschmerz verantwortlich. Ebenso kann es zu Schwindel kommen.

Diese faszialen Schwungbewegungen können helfen:

- **Der gekreuzte Armschwung** *(s. Kap.VII ②)*
  Folgen Sie der Bewegung durch Kopfdrehung.

- **Die seitliche Rumpfbeuge** *(s. Kap.VII ⑦)*
  Besonders den Kopf bei der Schwungausführung locker lassen.

- **Die halbe Rumpfbeuge** *(s. Kap.VII ⑥)*
  Lassen Sie den Kopf entspannt hängen. Nicht den Hals überstrecken.

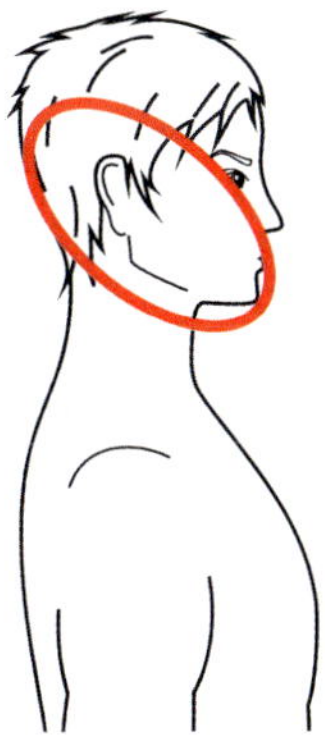

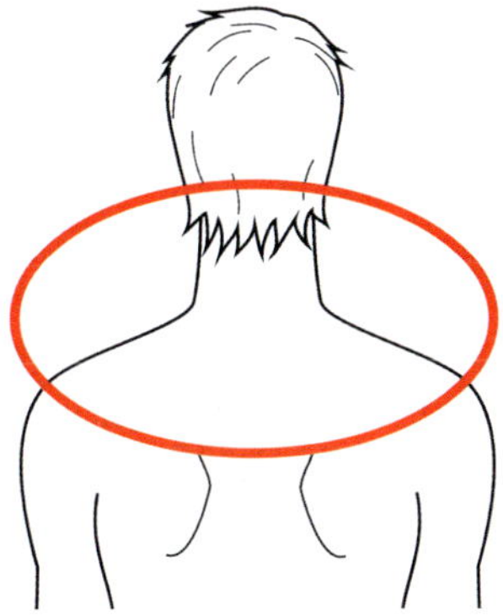

Ohren/Kiefer:
Schmerzen, Kaubeschwerden, Tinnitus
Besonders manuelle Faszientechniken erzielen hier erstaunliche Therapieergebnisse. Doch da häufig die muskulären und faszialen Strukturen der seitlichem Halsregion verantwortlich sind, kann folgende fasziale Schwungbewegung auch hier hilfreich sein:

- Die seitliche Rumpfbeuge *(s. Kap. VII ⑦)*
  Besonders den Kopf bei der Schwungausführung locker lassen.

Hals/Nacken:
Schmerzen, Steifigkeit
Beschwerden im Bereich der Hals- und Nackenmuskulatur sind sehr häufig. Oft ist jedoch nicht die Muskulatur ursächlich, sondern die faszialen Strukturen. Schmerzen oder Einschränkungen in der Bewegung des Kopfes sind die Folge.

Wenden Sie diese faszialen Schwungbewegungen an:

- Der gekreuzte Armschwung *(s. Kap. VII ②)*
  Hat einen besonders positiven Effekt auf die Faszien und auch auf die muskulären Strukturen im Bereich des Kapuzenmuskels.

- Der doppelte Armschwung *(s. Kap. VII ①)*
  Achten Sie besonders darauf, am Bewegungsende den Kopf und den Blick nach oben zu richten.

- Die seitliche Rumpfbeuge *(s. Kap. VII ⑦)*
  Besonders den Kopf bei der Schwungausführung locker lassen.

- Die halbe Rumpfbeuge *(s. Kap. VII ⑥)*
  Lassen Sie den Kopf entspannt hängen. Nicht den Hals überstrecken.

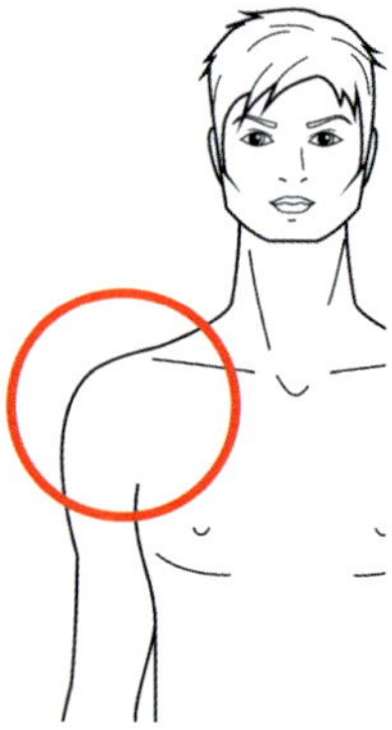

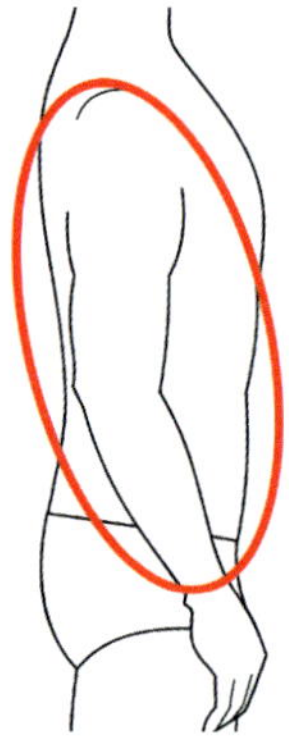

Schultergelenke: PHS, Frozen Shoulder, Impingement-Syndrom

PHS (periarthropathia humeroscapularis) und die Frozen Shoulder sind Diagnosen, die eigentlich nur einen schmerzhaften Zustand in der Schulter beschreiben. Die genauen Ursachen sind oft unklar. Bewegung wird oft zum Wundermittel. Bei vielen Schulterbeschwerden (z. B. Impingement-Syndrom) scheint von ärztlicher Seite eine Operation der einzige Ausweg. Manchmal ist es auch so. Doch oft wird Bewegung als Heilmittel nicht ausreichend angewendet. Verhärtungen in der so genannten Rotatorenmanschette *(siehe Bild unten)* und fasziale Störungen können ursächlich sein. Allerdings ist hier auch der Wille des Patienten gefragt. Denn verordnete Übungen müssen sehr konsequent durchgeführt werden.

Bei Schulterbeschwerden sind tatsächlich alle Armschwünge zu empfehlen. Wenn Ihnen der volle Bewegungsumfang wie auf den Bildern der entsprechenden faszialen Schwungbewegung dargestellt *(siehe Kapitel VII)* noch schwer fällt, schwingen sie einfach so weit, wie es Ihnen möglich ist. Dabei darf es etwas ziehen und zwicken. Steigern Sie dann nach und nach den Bewegungsumfang.

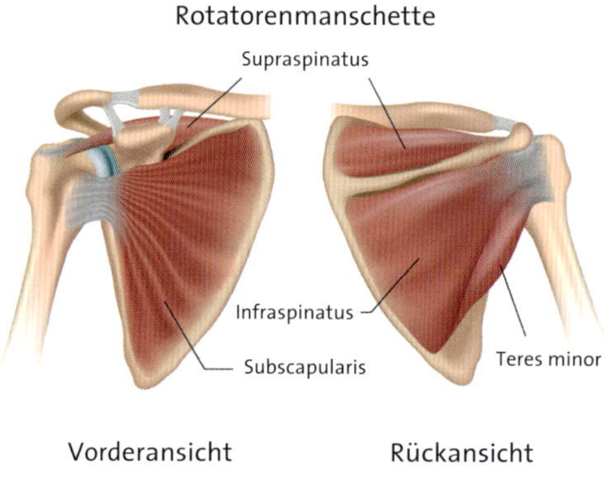

◃ Die Muskulatur gibt der Schulter ihre Stabilität. Verkürzungen der myofaszialen Strukturen können zu Beschwerden führen.

Arme: Schmerzen, Kribbelgefühl, Schwäche

Diffuse Schmerzen und Sensibilitätsstörungen in den Armen werden meist mit Abnutzungserscheinungen oder eingeklemmten Nerven in der Halswirbelsäule begründet. Oft ist die tatsächliche Ursache jedoch in Störungen der Faszien zu finden. Meistens ausgelöst durch Bewegungsmangel oder einseitige Belastungen. Häufig sind die Schmerzen mit den Armtriggerbändern aus dem Fasziendistorsionsmodell in Verbindung zu bringen *(siehe Kapitel III.3)*. Eine FDM-Behandlung ist dann meist erfolgreich. Doch nur durch regelmäßige, gezielte Bewegung wird das Problem langfristig gelöst.

Grundsätzlich sind alle faszialen Schwungbewegungen zu empfehlen.

Je nach Lokalisation der Beschwerden sind allerdings folgende faszialen Schwungbewegungen besonders hilfreich:

- **Der gekreuzte Armschwung und der doppelte Armschwung** *(s. Kap. VII ① und ②)*
  Bei Beschwerden am hinteren Oberarm

- **Die Armschleuder** *(s. Kap. VII ④)*
  Bei Beschwerden am seitlichen Oberarm und der hinteren Schulter

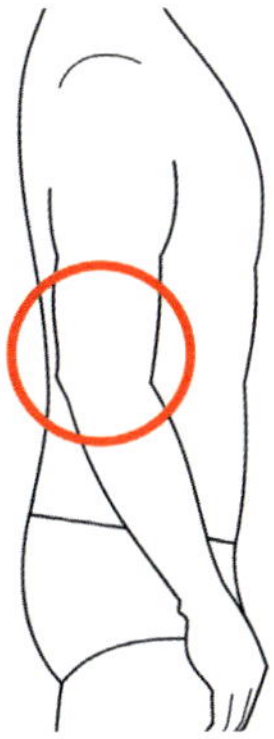

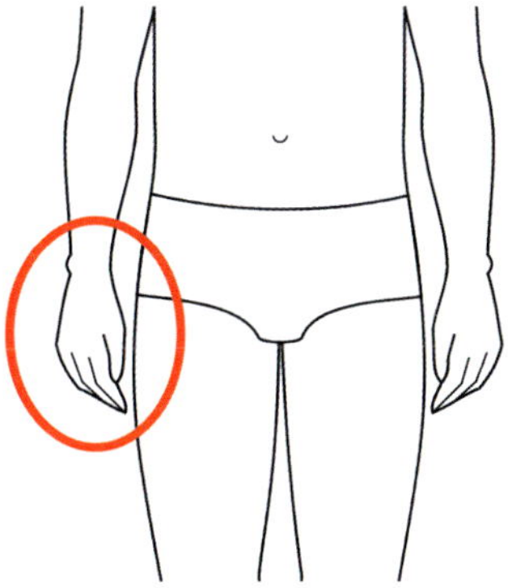

Ellenbogen:
Epicondylitis bzw. Tennis-Ellbogen, Golfer-Arm, Maus-Arm

Das häufigste Krankheitsbild des Ellbogens ist die Epicondylitis. Es beschreibt entzündliche Prozesse knöcherner Vorsprünge, an denen die Sehnen von Muskeln des Unterarms ansetzen. Sie befinden sich jeweils außen und innen am Ellbogen. Eine Epicondylitis ist oft schwer zu therapieren und kann eine lange Leidensgeschichte nach sich ziehen.

Die folgenden faszialen Schwungbewegungen können helfen:

- **Der gekreuzte Armschwung** *(s. Kap.VII ②)*
  Verändern Sie während der Ausführung auch mal die Handposition. Berühren Sie den Nacken mit dem Handrücken.

- **Die Armschleuder** *(s. Kap.VII ④)*
  Ist besonders hilfreich bei einer Epicondylitis lateralis (außen).

- **Der doppelte Armschwung** *(s. Kap.VII ①)*
  Achten Sie besonders auf die maximale Streckung und Beugung der Ellbogen.

Finger/Hand/Handgelenk:
Schmerzen, Sensibilitätsstörungen, Karpaltunnelsyndrom

Auch bei Hand- und Fingerbeschwerden können fasziale Störungen ursächlich sein. Durch leichte Erschütterungsimpulse kommt es zum faszialen Gummiballeffekt *(siehe Kapitel II.2)*. Dieser kann sehr hilfreich sein, um fasziale Verklebungen zu lösen. So ist ein hörbares Abklatschen am Bewegungsende erwünscht. Konzentrieren Sie sich darauf, die Hand während der gesamten faszialen Schwungbewegung locker zu lassen.

Bei Hand- und Fingerbeschwerden sind alle Armschwünge und der Aufrichter *(siehe Kapitel VII)* zu empfehlen. Verwenden Sie auch die Schwungvarianten, bei denen das Handgelenk in eine andere Position gebracht wird.

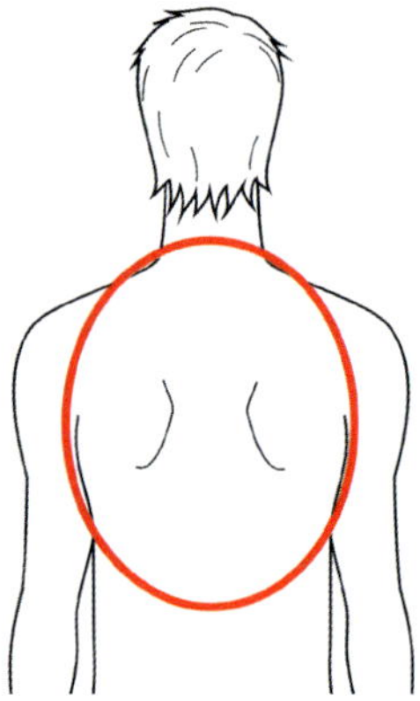

Brustwirbelsäule/Brustkorb und Rippen: Schmerzen, Atmung (Asthma, COPD)
Erstaunlich viele Menschen leiden oft unbemerkt an einer starken Bewegungseinschränkung der Brustwirbelsäule und der Rippen. Daraus resultieren schmerzhafte Verspannungen und es kann zu einer gestörten Atmung kommen. In der Physiotherapie ist die Thorax-Mobilisation, oder auch die Verbesserung der Beweglichkeit des Brustkorbes, zentraler Bestandteil bei der Behandlung von Lungen- und Atemwegserkrankungen. Um gefestigte Strukturen im Rumpf aufzubrechen, bedarf es jedoch Zeit. Die regelmäßige Anwendung der faszialen Schwungbewegungen kann zu erstaunlichen Ergebnissen führen.

Die folgenden faszialen Schwungbewegungen haben einen hervorragenden Effekt auf die Thorax-Beweglichkeit:

- **Der Aufrichter** *(s. Kap. VII ⑤)*
  Konzentrieren Sie sich besonders auf die Beugung und Streckung der Brustwirbelsäule.

- **Der doppelte Armschwung** *(s. Kap. VII ①)*
  Schwingen Sie in der Endposition die Arme weit nach hinten, um den Brustkorb verstärkt aufzurichten.

- **Die seitliche Rumpfbeuge** *(s. Kap. VII ⑦)*
  Versuchen Sie ein großes Bewegungsausmaß zu erreichen.

- **Der gekreuzte Armschwung** *(s. Kap. VII ②)*
  Gehen Sie besonders in der Endposition weit in die Rotation.

- **Die Armschleuder** *(s. Kap. VII ④)*
  Konzentrieren Sie sich auf die Rumpfdrehung.

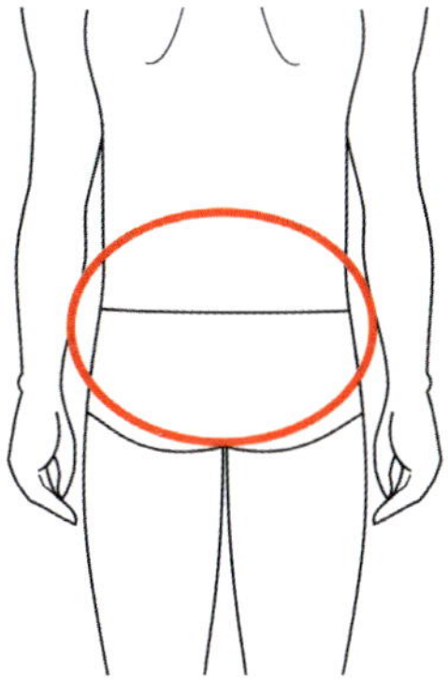

Lendenwirbelsäule/Becken und Iliosakralgelenk (ISG): Schmerzen, Steifigkeit

Den klassischen Kreuzschmerz kennt nahezu jeder Erwachsene. Das LWS-Syndrom ist eine der häufigsten Diagnosen in der orthopädischen Praxis. Das Kreuzdarmbeingelenk (ISG) *(siehe Bild unten)* wird oft mit Beschwerden in der Lendenwirbelsäule in Verbindung gebracht. Wie auch bei Beschwerden in der Brustwirbelsäule sind Bewegungseinschränkungen durch Bewegungsmangel eine häufige Ursache. Auch das ISG ist abhängig von regelmäßiger Bewegung.

Die folgenden faszialen Schwungbewegungen haben einen sehr positiven Effekt auf die Beweglichkeit der Lendenwirbelsäule und des ISG:

- **Der gekreuzte Armschwung** *(s. Kap. VII ②)*
  Gut für die Rotation der Lendenwirbelsäule, besonders die Schwungvariante im Fersensitz.

- **Die Armschleuder** *(s. Kap. VII ④)*
  Gute Mobilisation des ISG und der Lendenwirbelsäule.

- **Die seitliche Rumpfbeuge** *(s. Kap. VII ⑦)*
  Sehr gut für die Seitneigung der Lendenwirbelsäule.

- **Der klassische Beinschwung** *(s. Kap. VII ⑧)*
  Fördert die Beweglichkeit des ISG und der Lendenwirbelsäule.

- **Der Beinüberschlag** *(s. Kap. VII ⑩)*
  Fördert die Beweglichkeit des ISG.

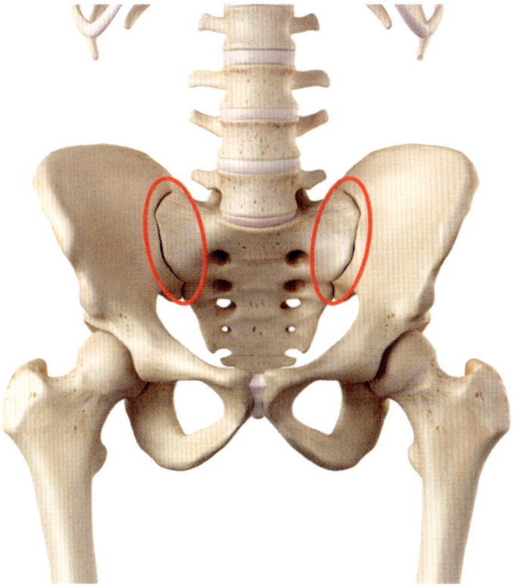

Das Iliosakralgelenk kann sich bei Bewegungsmangel verkanten und blockieren.

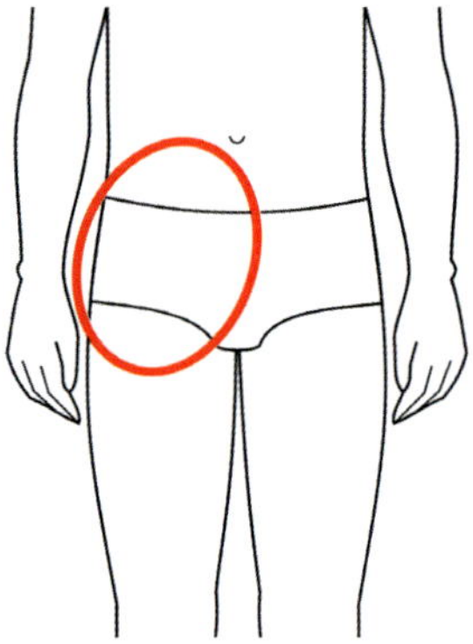

Hüftgelenke:
Arthrose, Schleimbeutelentzündung, Steifigkeit

Beschwerden im Hüftgelenk produzieren einen Schmerz in der Leistengegend. Häufig kommt es jedoch zu Problemen am äußeren Knochenvorsprung des Oberschenkels. Der Schmerz wird dann außen wahrgenommen und hat meist nichts mit dem Hüftgelenk zu tun. Fasziale Störungen können ursächlich sein. Auch bei beginnender und sogar leicht fortgeschrittener Arthrose ist, wie früher angenommen, Bewegung nicht nachteilig, sondern verzögert das Fortschreiten.

- Die **Beinschwünge** haben einen sehr guten Effekt bei Beschwerden im Hüftbereich *(s. Kap.VII ⑧ – ⑩)*.

- Ebenso die **seitliche Rumpfbeuge** *(s. Kap. VII ⑦)* bei Beschwerden außen an der Hüfte, da diese in einer Störung der Laterallinie *(s. Kap.III.2)* begründet sein können.

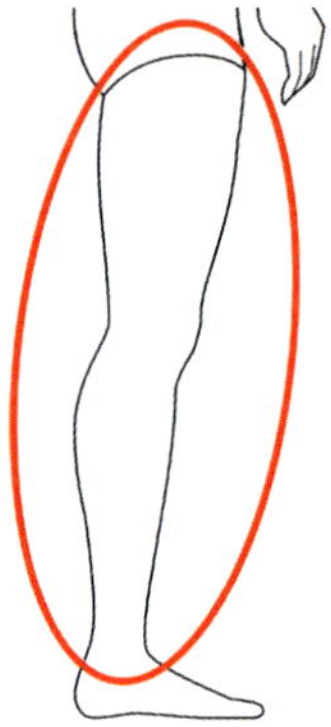

Beine:
Schmerzen, Sensibilitätsstörungen

Allgemein schmerzende Beine in Bewegung, aber auch in Ruhe, sind nicht selten. Durchblutungsstörungen oder Ausstrahlungen aus dem unteren Rücken können die Ursache sein. Doch viel häufiger als angenommen, ist die Ursache in den Faszien zu suchen. Die Beschwerden verlaufen häufig entlang der Oberschenkeltriggerbänder (*s. Kap. III.3*). Doch auch diffuse Verläufe, oft auch mit wechselnden Beschwerden im rechten und linken Bein sind ein typisches Bild.

Es sind alle Beinschwünge zu empfehlen. Im Speziellen können folgende fasziale Schwungbewegungen helfen:

- **Der gekreuzte Beinschwung** *(s. Kap.VII ⑨)*
  Bei Schmerzen im äußeren Oberschenkel. Teilweise auch im unteren Rücken.

- **Der Beinüberschlag** *(s. Kap.VII ⑩)*
  Bei Beschwerden im äußeren Oberschenkel und außen an der Hüfte.

- **Der klassische Beinschwung** *(s. Kap.VII ⑧)*
  Bei Beschwerden im hinteren Oberschenkel und in der Wade. Achten Sie darauf, den Fuß in der Endposition besonders locker zu lassen.

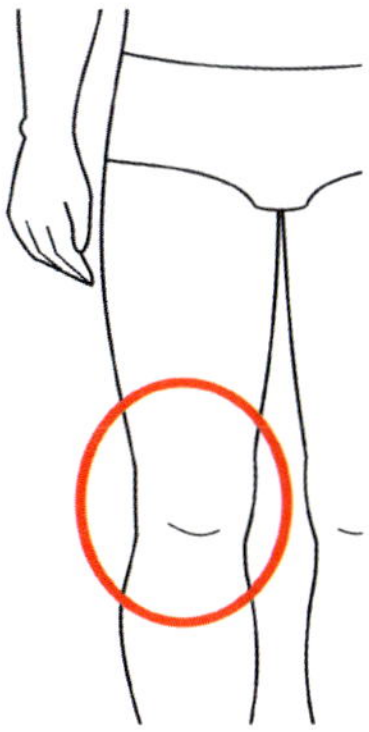

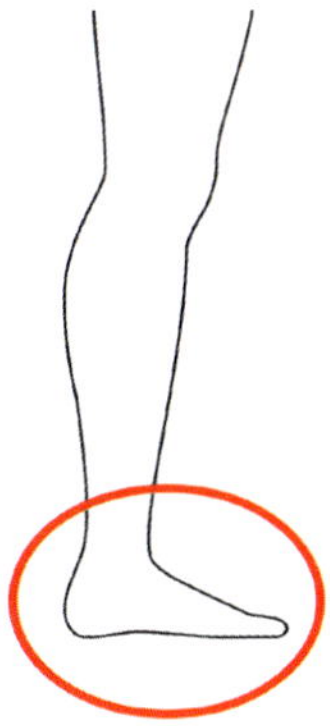

Kniegelenke:
Arthrose, Schmerzen, Instabilität

Besonders die Kniegelenke leiden unter zivilisatorisch bedingtem Bewegungsmangel. Nur selten werden sie komplett gebeugt und sie müssen kaum noch stabilisieren. Zu 90% bewegen wir uns auf glattem Untergrund. Keine Unebenheiten, die die Kniegelenke dazu zwingen, ausgleichend und stabilisierend zu agieren. Dazu sind unsere Kniegelenke jedoch geschaffen. Kleine Unebenheiten können somit in untrainierten Kniegelenken Beschwerden produzieren.

- Führen Sie alle **Beinschwünge** möglichst freistehend aus *(s. Kap.VII ⑧ – ⑩)*.
  Schwingen Sie anfänglich nicht im vollen Bewegungsumfang. Konzentrieren Sie sich verstärkt auf die Standfestigkeit des Standbeines. Geben Sie sich etwas Zeit, den vollen Bewegungsumfang freistehend zu erreichen.

- Ebenso ist die Schwungvariante 2 des **gekreuzten Armschwungs** *(s. Kap.VII ②)* zu empfehlen.
  Die maximale Beugung der Kniegelenke im Fersensitz ist optimal für die Kniebeweglichkeit.

- **Die halbe Rumpfbeuge** *(s. Kap.VII ⑥)* öffnet die hintere Muskel-Faszien-Kette und hat somit ebenfalls einen positiven Effekt auf die Kniegelenke.

Füße/Sprunggelenke:
Schmerzen, Instabilität,
geschwollene Knöchel

Wie auch in den Kniegelenken, sind die muskulären und faszialen Strukturen der Füße, Sprunggelenke und des Unterschenkels oft unterfordert. Auch hier kommt die Stabilität und die Beweglichkeit zu kurz. Das fasziale Netzwerk hat eine enge Verbindung zum Lymphsystem und die Wadenmuskulatur hilft durch die so genannte Muskelpumpe bei dem Rücktransport der Gewebsflüssigkeit durch die Venen. In diesem Zusammenhang können geschwollene Beine ausschließlich durch Bewegungsmangel entstehen.

- Führen Sie die **Beinschwünge** *(s. Kap.VII ⑧ – ⑩)* freistehend aus und konzentrieren Sie sich auf die Stabilität des Standbeines. Der volle Bewegungsumfang des Schwungbeines ist anfänglich zweitrangig. Spüren Sie nach, wie sehr ihr Fuß arbeiten muss, um Sie im Gleichgewicht zu halten.

- Ebenso ist der Fersensitz der Schwungvariante 2 des **gekreuzten Armschwungs** empfehlenswert *(s. Kap. VII ②)*, da es zu einer Streckung des Sprunggelenks kommt. Wenn Ihnen die maximale Streckung des Sprunggelenkes schwer fällt, unterlagern Sie diese zunächst mit einem Kissen.

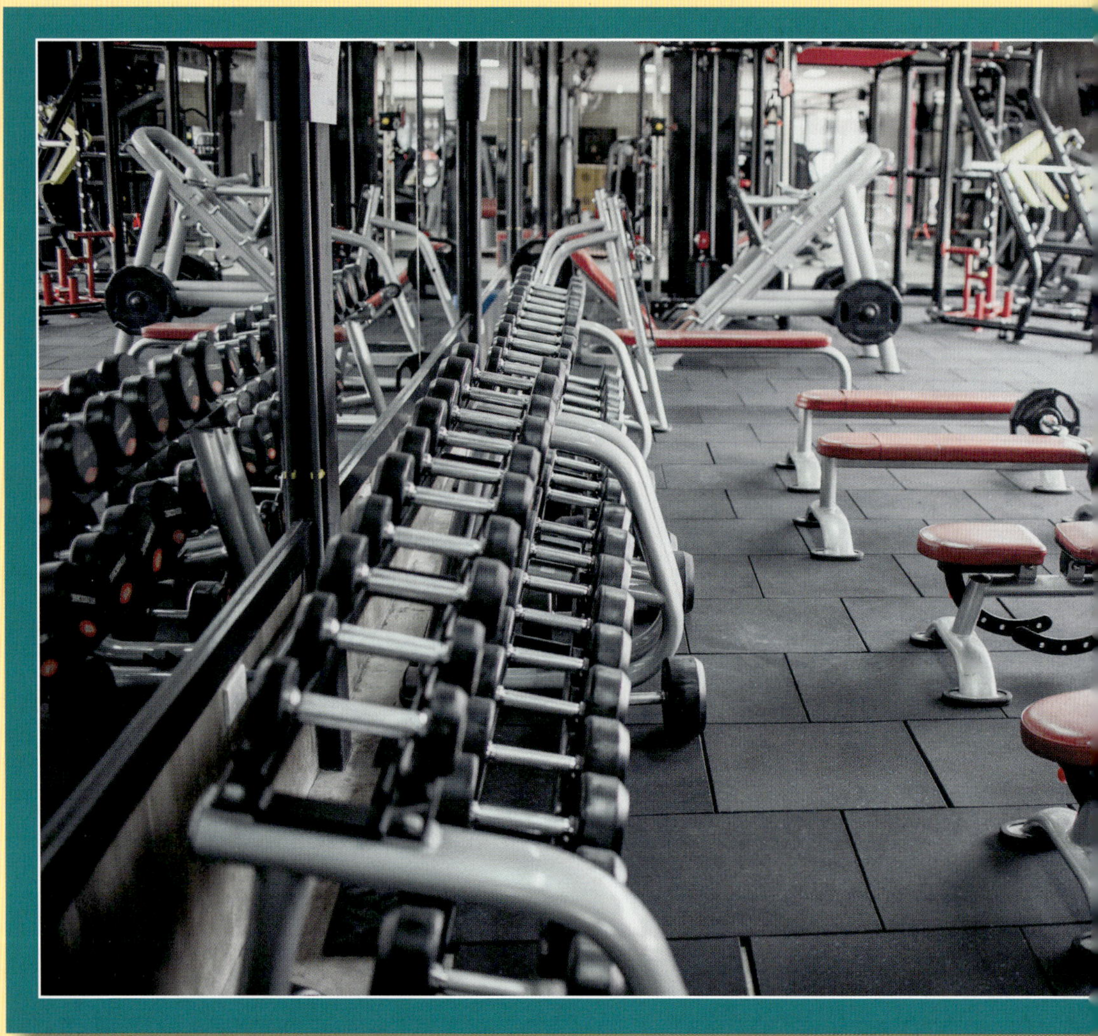

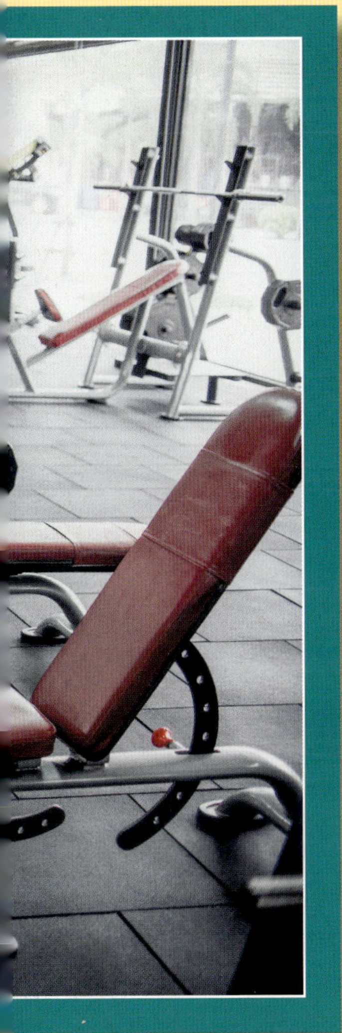

IX. Ergänzendes Training

Fasziale Schwungbewegungen wirken hauptsächlich auf das Fasziensystem. Darüber hinaus haben sie einen guten Effekt auf das Gleichgewicht, die Koordination und die allgemeine Beweglichkeit. Gerade bei wenig sportlichen Menschen wird es auch zu einer Verbesserung der Muskelkraft kommen und ebenso wird das Herz-Lungen-Gefäßsystem gestärkt.

Dennoch ist dieses Buch kein komplettes Fitnesskonzept. Es ist darauf ausgelegt, Ihre Faszien-Gesundheit zu erhalten oder zu verbessern. Doch es soll auch dazu motivieren, allgemein gesünder zu leben, sich mehr zu bewegen und seinem Körper den Respekt zu zollen, den er verdient.

Dafür ist es sinnvoll, sich folgende Gesundheits-Tipps zu Herzen zu nehmen:

1. Trainieren Sie Ihre Ausdauer

Regelmäßiges Ausdauertraining erhält die Gesundheit von Herz, Lunge und Blutgefäßen. Dreimal pro Woche 20–30 Minuten ist schon ausreichend. Und kann doch lebensrettend sein. Denn Sie verringern signifikant das Risiko, einen Herzinfarkt oder einen Schlaganfall zu erleiden. Dabei ist sehr wichtig, dass Sie 20–30 Minuten am Stück und ohne Pause eine Ausdauerleistung erbringen. Es ist jedoch nicht nötig, sich zu verausgaben und außer Atem zu geraten. Halten Sie ein Niveau ein, in dem Sie noch problemlos einige Zeit länger durchhalten würden. Ordentlich schwitzen dürfen Sie aber schon. Ein einfacher Fahrradergometer *(siehe Abb.)* ist vollkommen ausreichend. Klappbare Modelle sind bereits kostengünstig zu erwerben und platzsparend unterzubringen. Stellen Sie sich, beispielsweise den Fahrradergometer, bei Ihrer Lieblingssendung vor den Fernseher und Sie werden sehen, 20–30 Minuten vergehen ruckzuck.

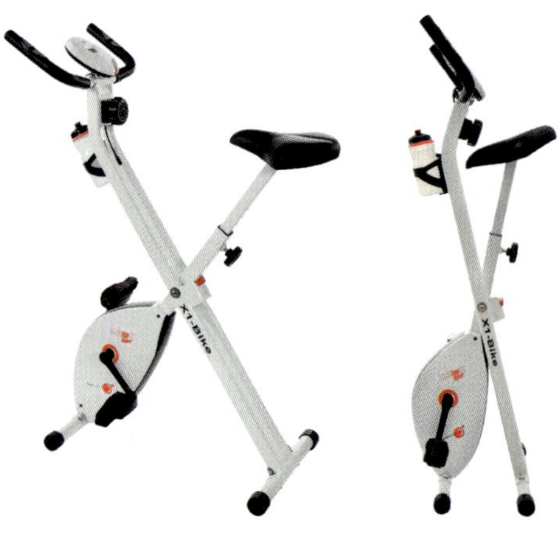

Fahrradergometer wie dieser sind günstig in der Anschaffung, platzsparend unterzubringen und ausreichend, um ein solides Herzkreislauftraining zu betreiben.

2. Stärken Sie Ihre Muskelkraft

Es ist optimal, Ihre Kraft zweimal pro Woche zu trainieren. Denn Muskeln benötigen ausreichend Zeit, um sich an Belastungen anzupassen, also um kräftiger zu werden und an Volumen zuzunehmen. Sogar ein nur einmal pro Woche ausgeführtes, intensives Krafttraining bringt tatsächlich schon gute Ergebnisse. Wichtig ist jedoch, Ihre Muskeln bis zur Ermüdung zu fordern. Vereinfacht gesagt, besteht effektives Krafttraining stets aus mehreren Übungen, die Sie mit 2–4 Durchgängen und 6–20 Wiederholungen pro Durchgang ausführen. Die Anzahl der Durchgänge und der Wiederholungen soll regelmäßig variiert werden. Dabei ist es nicht so wichtig, die exakte Wiederholungszahl zu erreichen. Die letzte Wiederholung jedes Durchgangs sollte jedoch so schwer sein, dass Sie tatsächlich kaum eine weitere Wiederholung mehr schaffen würden. Dabei ist selbstverständlich auf eine langsame kontrollierte Bewegungsausführung und eine stabile Körperhaltung zu achten. Wenn Sie im Krafttraining Anfänger sind oder sehr lange (Jahre) pausiert haben, geben Sie Ihrem Körper Zeit, sich an die neue Belastung zu gewöhnen. Gehen Sie in diesem Fall tatsächlich 3–6 Monate nicht an Ihre Grenze. Trainie-

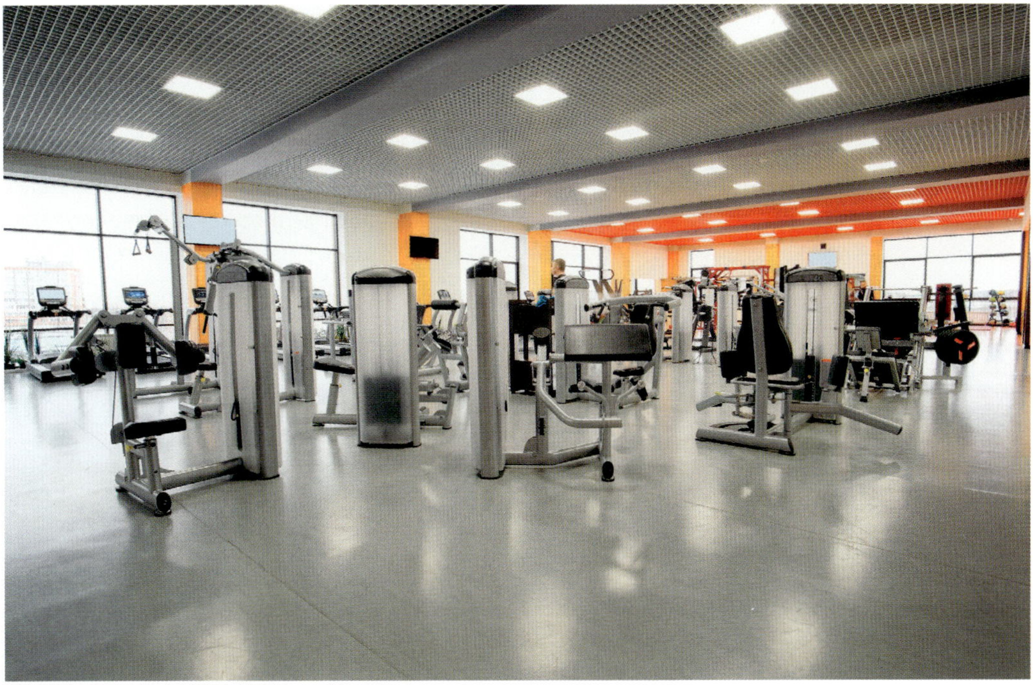

In manchen Fitnessstudios gibt es ausschließlich Maschinen. Vorgegebene Bewegungswege führen jedoch zu einseitiger Belastung. Mit den Jahren können so Probleme entstehen.

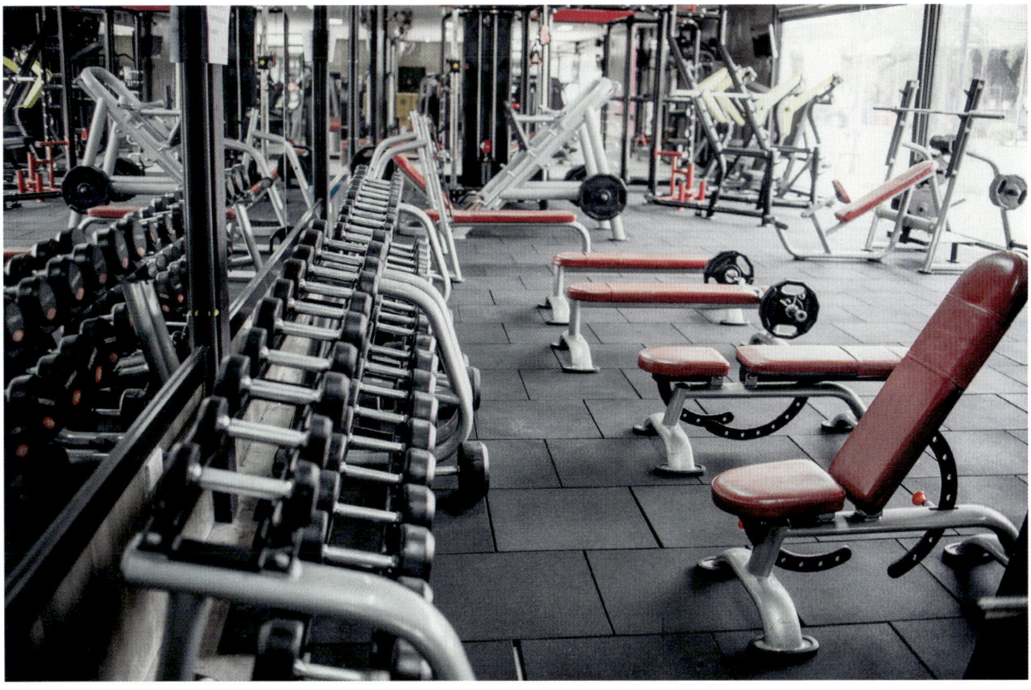

Was auf den ersten Blick wie die klassische »Mucki-Bude« aussieht, ist mit kompetenten Trainern perfekt für gesundheitsorientiertes, abwechslungsreiches Krafttraining.

ren Sie jedoch so, dass Sie gegen einen spürbaren Widerstand arbeiten. Leichter Muskelkater ist auch schon in der Eingewöhnungszeit erlaubt.

Fitnessstudios sind für Krafttraining ideal geeignet. Suchen Sie sich ein Studio mit gut ausgebildeten Trainern und, wenn es Ihnen gefällt, einer Sauna. Regelmäßige Saunagänge sind von hohem Gesundheitswert. Und so können Sie das anstrengende Training mit einer anschließenden, entspannenden Belohnung verbinden. Sehr wichtig ist, dass in Ihrem Fitnessstudio nicht nur Kraftmaschinen stehen *(siehe Abb. auf der Vorseite oben)*. Sagen Sie Ihrem Trainer, Sie wollen möglichst mit freien Gewichten *(siehe Abb. auf der Vorseite unten)* oder Kabelzügen *(siehe Abb. unten)* trainieren,

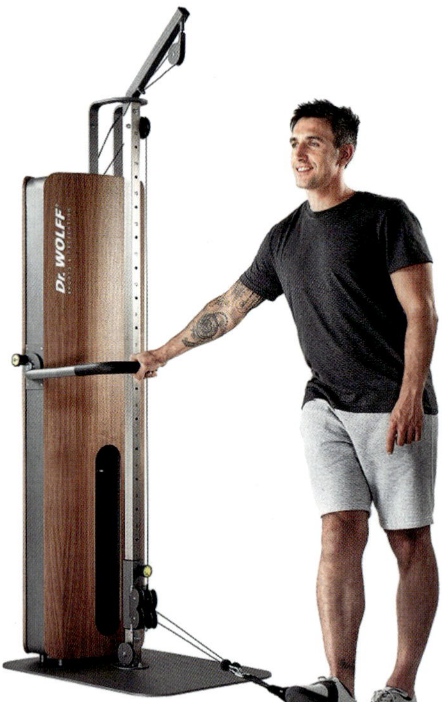

Dies ist ein optimales Beispiel eines Kabelzugturms. Er ist höhenverstellbar und bietet endlose Möglichkeiten von Übungen, bei denen jedoch die Koordination gefragt ist. Diese Art von Kabelzugturm sollte in guten Fitnessstudios vorhanden sein.

selbst wenn Sie noch Anfänger sind. Nur bei dieser Krafttrainingsform finden permanente Gleichgewichtsreaktionen statt, um bei der Ausführung den korrekten Bewegungsablauf zu kontrollieren. Dadurch wird eine muskuläre Gelenkstabilität erreicht. An Kraftmaschinen mit vorgegebenen Bewegungsabläufen ist dies nur sehr eingeschränkt möglich. Bestehen Sie ebenfalls darauf, alle 4–6 Wochen einen neuen Trainingsplan, möglichst mit neuen Übungen und anderen Wiederholungszahlen für jede Muskelgruppe zu erhalten.

Doch auch zu Hause ist es möglich, ein effektives Krafttraining durchzuführen. Sehr wirkungsvoll und wenig aufwändig ist sogenanntes Body-Weight-Training. Übungen, die Sie mit Ihrem eigenen Körpergewicht (body weight) durchführen können. Das klingt schwerer als es ist. Besonders hilfreich und sinnvoll ist ein Sling-Trainer *(siehe Abb. unten rechts)*, da dieser es ermöglicht, zahlreiche Übungen nur mit einem Teil des Körpergewichts auszuführen. Doch auch Spannungsübungen, wie beim Pilates *(siehe Abb. Seite 154)*, sind gut geeignet. Bedenken Sie auch beim Krafttraining in den eigenen vier Wänden bis zur Muskelermüdung zu trainieren. So ist beispielsweise die wahrscheinlich beste Übung für die Beinkraft die tiefe Kniebeuge. Zudem ist sie immer und überall ausführbar *(siehe Abb. rechte Seite oben)*. Um bis zur Muskelermüdung zu trainieren, führen Sie so viele tiefe Kniebeugen am Stück aus, bis Sie tatsächlich aus der Hocke nicht mehr hoch kommen. Wie bei jeder Übung für die Muskelkraft, führen Sie die Bewegung langsam und kontrolliert aus. Der ganze Körper steht unter Spannung, um eine gute Körperhaltung zu ermöglichen. Schwunghafte Bewegungen sind in diesem Falle absolut unerwünscht. Beim Training mit dem Sling-Trainer halten Sie sich zunächst an Basisübungen. Meist sind diese in Form

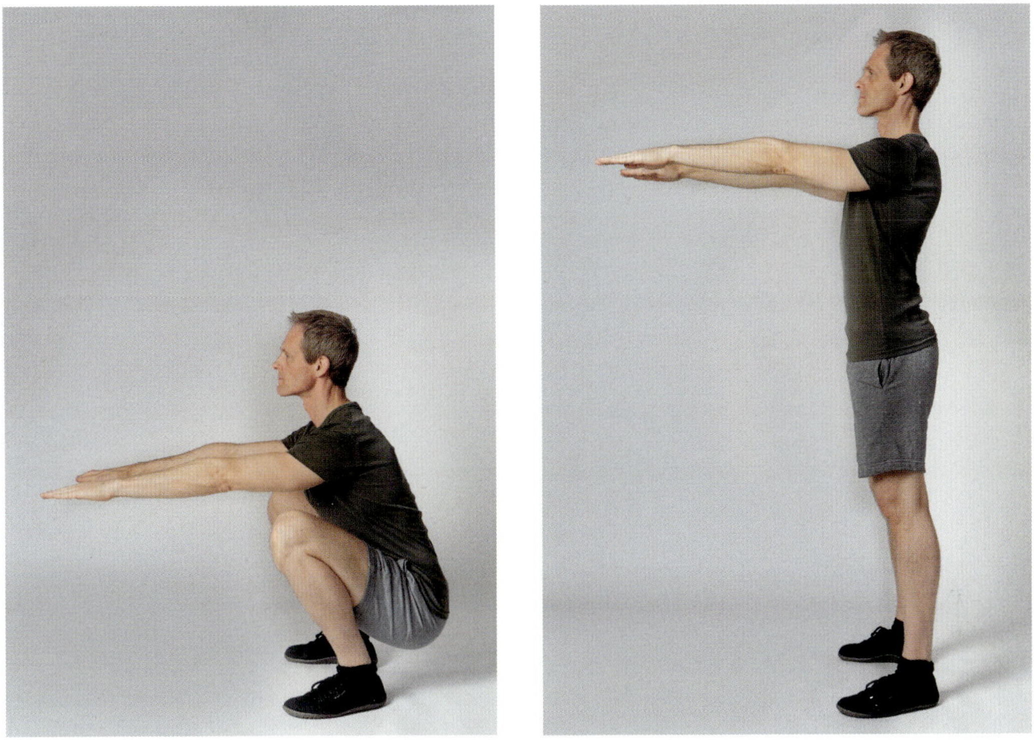

Schon lange ist die Auffassung, bei Kniebeugen nur bis zu einem Winkel von 90° im Kniegelenk runter zu gehen, veraltet. Eine richtige Kniebeuge sollte möglichst tief ausgeführt werden.

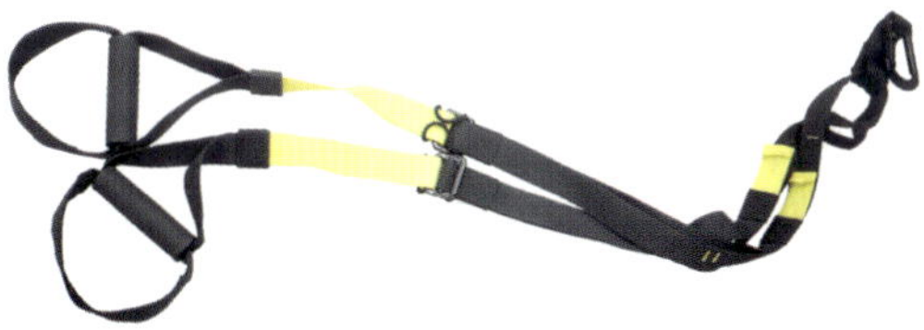

Ein solcher Sling-Trainer bietet äußerst viele Trainingsmöglichkeiten.
Er eignet sich auch hervorragend zum Training an der frischen Luft.

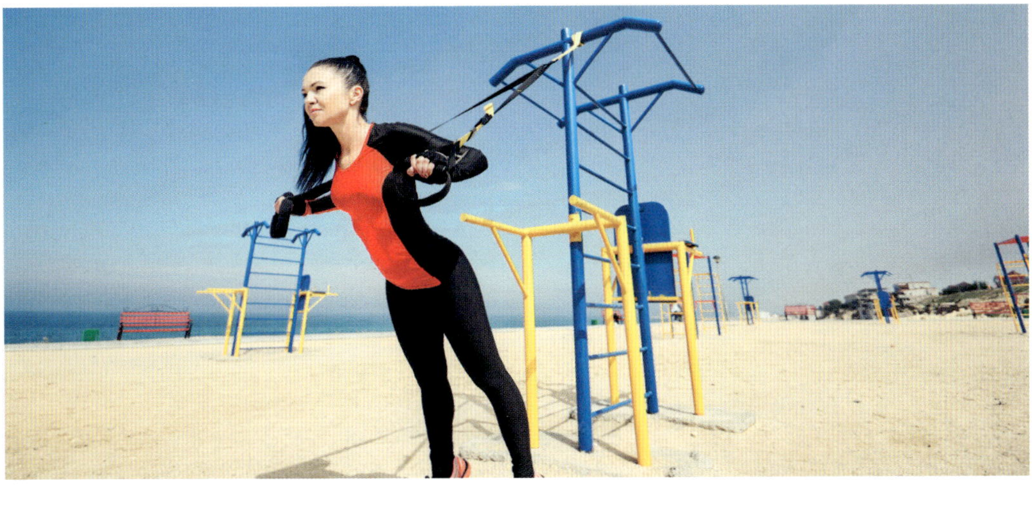

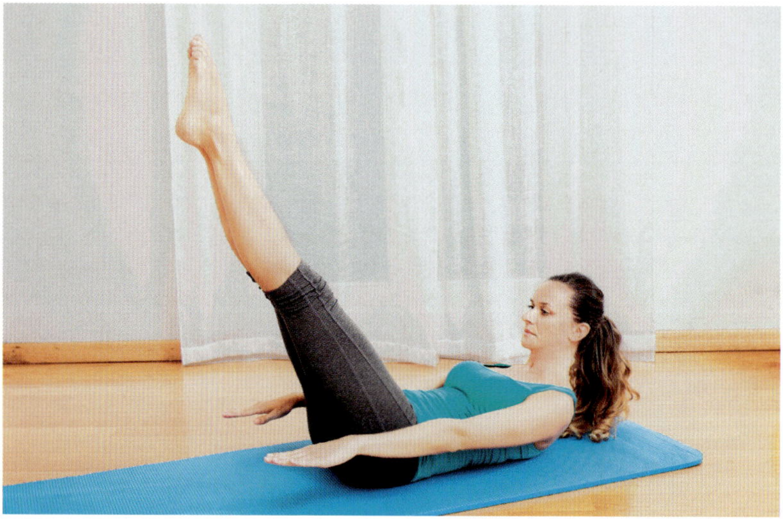

Pilates ist ein populäres Fitnesskonzept mit zahlreichen Ganzkörperübungen für die Muskelspannung. Bei regelmäßiger Anwendung werden sehr gute Ergebnisse erzielt.

einer kleinen Broschüre dem Sling-Trainer beigefügt. Führen Sie von jeder Übung 2–4 Durchgänge aus. Variieren Sie zwischen 6–20 Wiederholungen pro Durchgang. Je weniger Wiederholungen, umso höher muss natürlich der Widerstand sein. Denn auch hier gilt: Die letzte Wiederholung muss so schwer sein, dass Sie keine weitere Wiederholung mehr schaffen würden.

Anfänglicher Muskelkater verschwindet mit der Zeit. Und Sie übernehmen aktiv die Verantwortung, sich gesunde und kräftige Muskulatur bis ins hohe Alter zu bewahren.

3. Trainieren Sie Ihre Ernährungsweise

Scheinbar endlose Ernährungsformen finden sich in Büchern und Zeitschriften. Der Laie und sogar der Profi sind so manches Mal reizüberflutet. Ein klares Richtig oder Falsch ist wahrscheinlich auch nicht möglich. Allgemein gültig scheint jedoch die Rückkehr zur natürlichen Ernährung. Also keine industrialisierten Lebensmittel und Zutaten, sondern solche aus nachhaltigem, biologischem Anbau und artgerechter Tierhaltung.

Jeder, der im Spanienurlaub jemals eine in freier Natur gewachsene Tomate direkt vom Strauch gepflückt und gegessen hat, weiß, wie Tomaten schmecken können *(siehe Abb.)*. Selbstverständlich sind diese Tomaten auch gesünder als billig produzierte »Wasser-Tomaten«.

Ebenso ist es offensichtlich, dass überzüchtete, häufig sogar kranke Tiere aus der Massenproduktion kein gesundes Fleisch liefern können. Bio-Produkte werden immer beliebter und dadurch auch immer günstiger. Achten Sie Ihrer Gesundheit zuliebe auf hochwertige Nahrungsmittel. Und das ist auch möglich mit dem kleinen Geldbeutel. Kaufen Sie gewissenhaft nur so viel ein, wie Sie auch wirklich verzehren. Wie oft schmeißen sie Lebensmittel weg? Der Joghurt ist abgelaufen oder das Brot ist verschimmelt. Kochen Sie für sich und Ihre Familie nur mit frischen Produkten. Dosen

Für den PROFI

Dauersprünge wie Seilspringen kombinieren Faszientraining mit Ausdauer und Koordination. Intensives Sprungtraining auf Höhe oder Distanz (z. B. Schlusssprünge) trainiert ebenfalls die Muskelkraft. Sprungtraining gehört in jeden Trainingsplan.

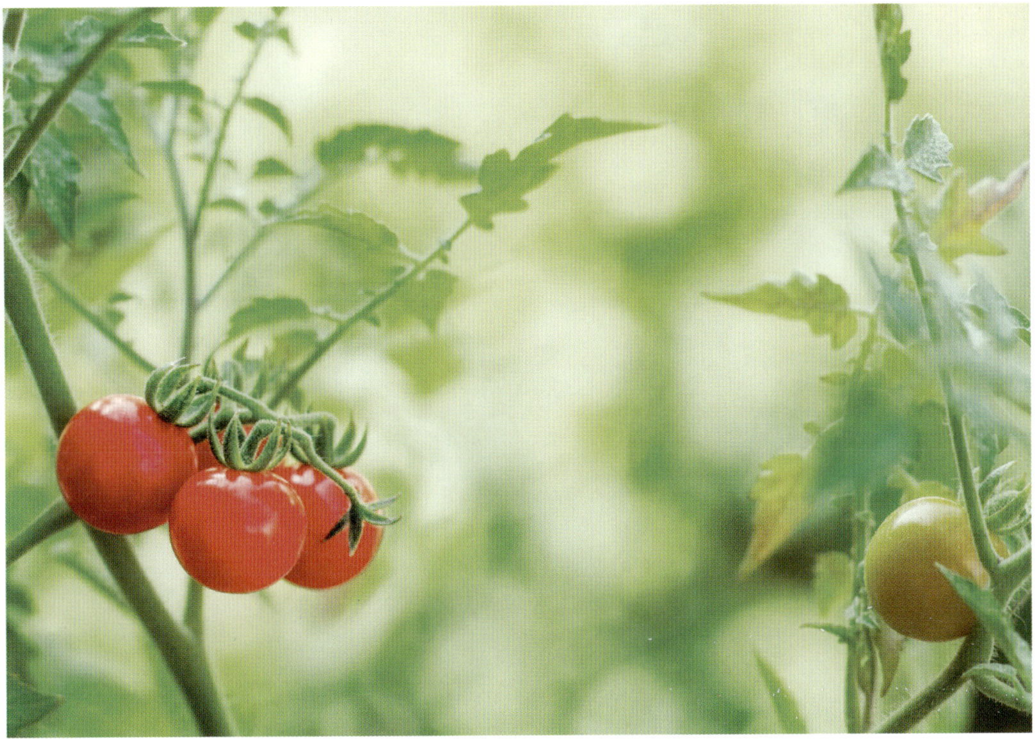

In meiner Zeit in Spanien kam ich regelmäßig in den Genuss, wild gewachsene Tomaten direkt vom Strauch zu essen. Der Geschmack war unvergleichbar.

oder Tütensuppen sind tabu. Kochen Sie in größeren Mengen und frieren einzelne Portionen ein. Das spart Zeit und Geld. Nach dem Essen mit der Familie sind drei Löffel frisch bereitete Tomatensoße übrig? Nicht wegschmeißen! Frieren Sie den Rest in einer kleinen Frischhaltebox ein und schon hat Ihr Sohn nach dem Fußballtraining ausreichend Sauce für eine Portion Nudeln zwischendurch. Wieder sparen Sie Zeit und Geld. Zudem ist kochen mit frischen Produkten nicht so teuer, wie viele glauben. Auch Brot backen (keine Brotbackmischung) ist tatsächlich sehr einfach, deutlich günstiger und so viel leckerer.

Durch eine natürliche, vollwertige Ernährungsweise werden Sie und Ihre Familie mehr Energie entwickeln und auch überflüssige Pfunde verschwinden wie von selbst.

4. Treiben Sie Gehirn-Sport

Es sei noch erwähnt, dass Bewegung natürlich nicht die einzige Aufgabe unseres Nervensystems ist. Unser autonomes Nervensystem reguliert die Organfunktionen. Und alle Sinneseindrücke erreichen uns ebenfalls nur durch nervale Übertragung. Unser Gehirn bildet die Hauptzentrale für zahlreiche unbewusste Prozesse, aber auch für unser Bewusstsein. Und auch unsere Hirnleistung ist abhängig vom Training. Tatsächlich ist wissenschaftlich nachgewiesen, dass sportliche Betätigung die Konzentrationsleistung und die allgemeine Hirnaktivität fördert. Doch Gedächtnistraining, Kreativitätsübungen und allgemeine Intelligenzspiele sind die eigentlichen Schlüsselreize für unser Nervensystem im Zusammenhang mit der Hirnleistung. Bleiben Sie stets interessiert und bewahren Sie sich lebenslange Neugier.

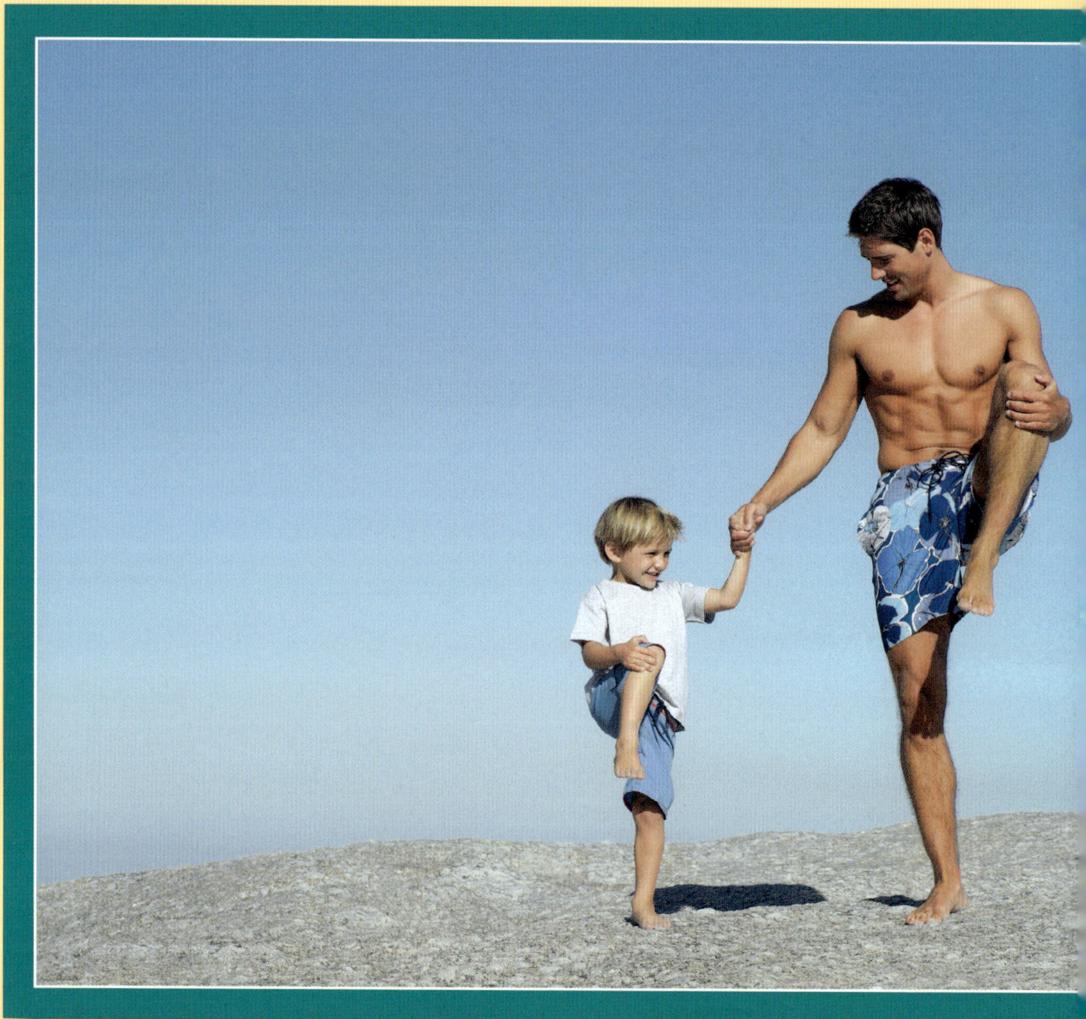

X.
Anhang

Literaturtipps

EFDMA (European Fascial Distortion Model Association): Das Fasziendistorsionsmodell nach Steven Typaldos; Wien, Österreich 2012

Guimberteau, Jean-Claude und Armstrong Colin: Faszien – Architektur des menschlichen Fasziengewebes; Berlin 2016

Myers, Thomas W.: Anatomy Trains – Myofasziale Leitbahnen für Manual- und Bewegungstherapeuten; München 2015

Nagel, Markus: Fasziendistorsionsmodell: Ein medizinisches Konzept – Praxiswissen kompakt; Karl F. Haug Verlag 2016

Schleip, Robert: Faszienfitness; München 2014

Schleip, Robert: Faszien in Sport und Alltag; München 2016

Bildnachweis

Alle Fotos inkl. Coverbild von Stefan Wegener und Samantha Harris-Hughes mit Fotobearbeitung von StudioStories (www.studiostories.de), *außer:*

Christopeit-Sport, Top-Sports Gilles GmbH: Seite 150 (mit freundlicher Genehmigung)

Elsevier-Verlag, Abbildungsdaten mit freundlicher Genehmigung aus dem Buch: Anatomy Trains – Myofasziale Leitbahnen für Manual- und Bewegungstherapeuten von Thomas W. Myers: Seiten 38, 45–57

ENDOVIVO Productions, Abbildungsdaten mit freundlicher Genehmigung aus dem Buch: Faszien – Architektur des menschlichen Fasziengewebes von Jean-Claude Guimberteau und Colin Armstrong: Seiten 20 (beide unten rechts), 23

Shutterstock-Fotoagentur: Seiten 12, 16, 18, 20 links, 21, 22 beide, 24, 26*, 27, 28 unten, 28/29 oben*, 32 beide, 33, 34 links beide, 35, 36 beide, 41 alle, 59–61*, 65 beide, 68*, 138, 140–147*, 142 unten, 145 unten, 148, 151 beide, 153 mitte und unten, 154, 155, 156
* Basis-Abbildungen von Shutterstock, verändert durch Angelika Behrends (Design und Illustration)

Dr. WOLFF, Sports & Prevention GmbH: Seite 152 (mit freundlicher Genehmigung)

Danksagung

Ich danke von Herzen meiner Mama, Margot und Papa sowie Julia und meinem Bruderherz für die entspannten Familienverhältnisse, durch die mein Geist stets den Freiraum zur kreativen Entfaltung hat.

Thanks a lot to Samantha (Sam) Harris-Hughes, die sich sofort als Modell zur Verfügung stellte und die als professionelle Tänzerin und erfahrener Pilates-Coach Bewegungen, die mir schwer fielen, spielerisch leicht aussehen ließ.

Mal wieder vielen Dank an Angelika Behrens, die mir, wie schon so oft, in Fragen Grafik, Design und in diesem Falle Illustration, die optimale professionelle Hilfe war, die ich benötigte.

Ein großes Dankeschön an Anna und Katharina von StudioStories für die perfekte fotografische Umsetzung meiner Ideen und natürlich auch an Nando, dem Agentur-Hund, für die Verbreitung einer Atmosphäre, wie sie eben nur ein entspannter Hund verbreiten kann.

Und ich danke zutiefst meinem besten Freund Sebastian von Düring-Weckler, der mir wiederholt bei so mancher Gedankensortierung und Zielfindung mit wenigen Worten eine große Hilfe war.

Stefan Wegener